U0052382

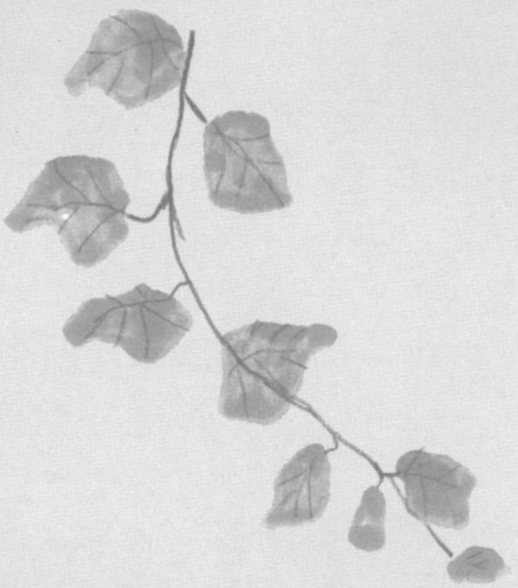

養生諺語是
中華民族悠久的歷史中
一顆璀璨的明珠

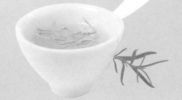

健康活到老！

老祖宗的長壽養生經

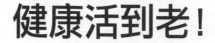

醫師也贊同的78條樂活健康長壽養生諺

簡易方便的知名養生諺，
養情志．健體魄．調氣血．學偏方．
會運動．享長壽的自然養生理念，
只要在日常生活中只要稍加運用，
糾正不良的生活習慣，
就能達到防病、治病、保健、強身的目的。

張妍．劉麗娜◎著

【前言】

從生活最基礎入手的諺語來養生

養生諺語是中華民族悠久的歷史中一顆璀璨的明珠，這種在生活經驗中累積下來的養生哲學，不僅具有中醫理論的基礎，更以豐富的實際經驗作為考驗標準，它們不僅通俗易懂、生動有趣，同時兼具實用性、科學性。

「飯養人，歌養心」、「三焦得調理，全身氣血通」、「少時練身勁，老來少生病」……在浩如煙海的各種養生典籍與民間廣為流傳的養生諺語中，本書選出了最具有代表性、最有積極意義的七十八條養生諺語，並將這些諺語分為養情緒、健體魄、調氣血、學偏方、會運動、享長壽六個方面，從諺語解讀、原理解說、方法應用三個方向來闡述這些諺語所蘊含的深厚養生道理。

打開本書，你所閱讀到的不僅僅是五千年的養生智慧，更是有助於你獲得豐富而美好生活的技巧。當你能夠運用這些生動、有趣、從生活最基礎入手的諺語來養生時，你所期望的健康便會不期而至。

從現在開始，從書中所講述的一切開始，踏上你的健康之旅吧！

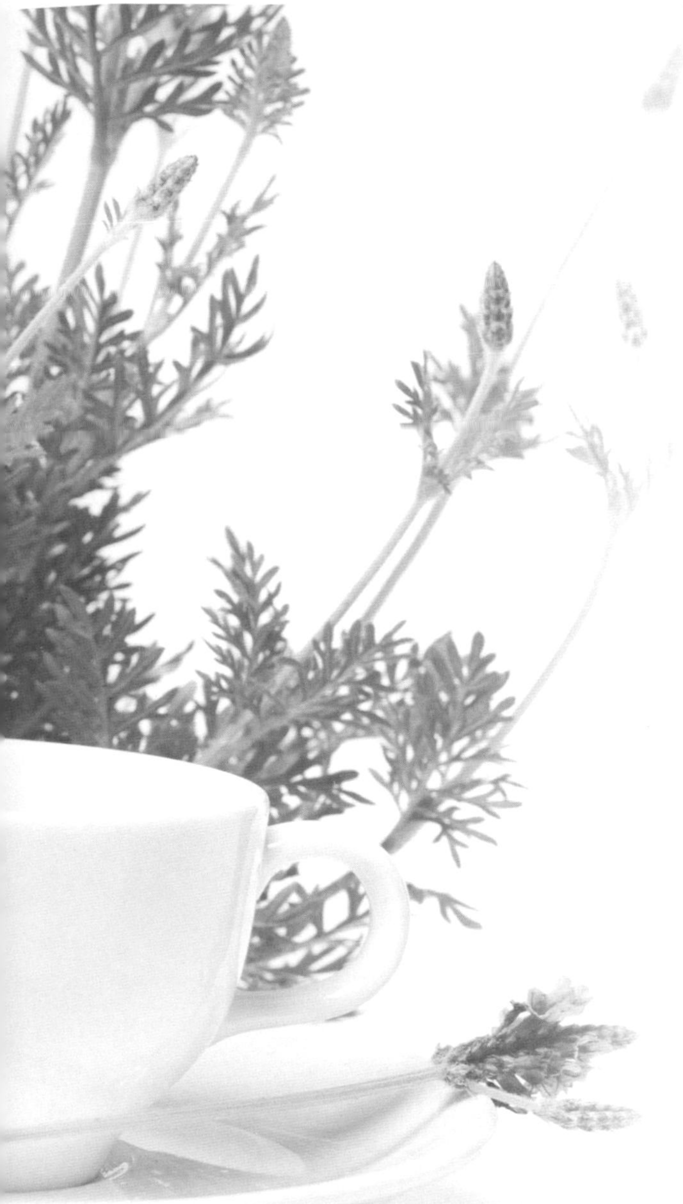

目錄

第2章 讀諺語，健體魄

目錄

第3章 讀諺語，調氣血

第4章 讀諺語，學偏方

目錄

第5章 讀諺語，會運動

第6章 讀諺語，享長壽

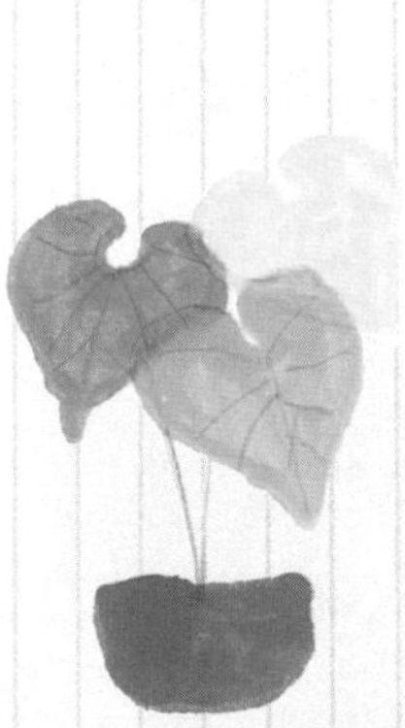

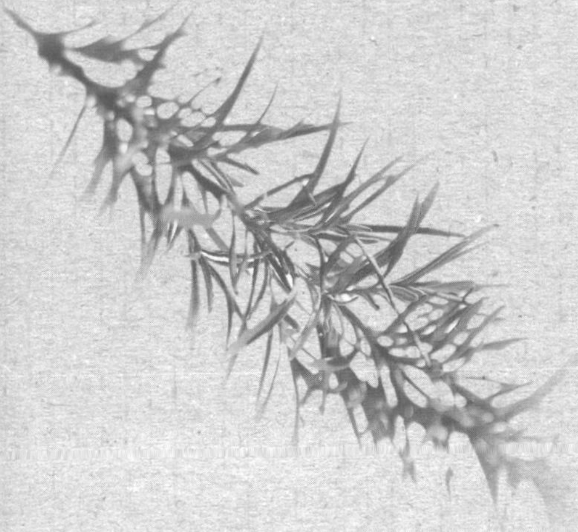

第1章 讀諺語，養情緒

從中醫學的角度來說，傷心是屬於「悲」的一種情緒，它主要是傷及人體的肺氣，故有「過悲則傷肺」的說法。

在傳統醫學的理論中，肺主一身氣，心主一身血，氣足則血足，肺的作用就是調節體內外的「氣」使其滿足心臟的需要，而心臟的運作正常才能確保肺的健康。如果產生傷心、悲哀、擔憂等屬於「悲」的負面情緒，胸中的悶氣無法正常宣洩，那麼肺的機能就會受到影響，損傷肺氣的直接後果就是影響心臟運作。

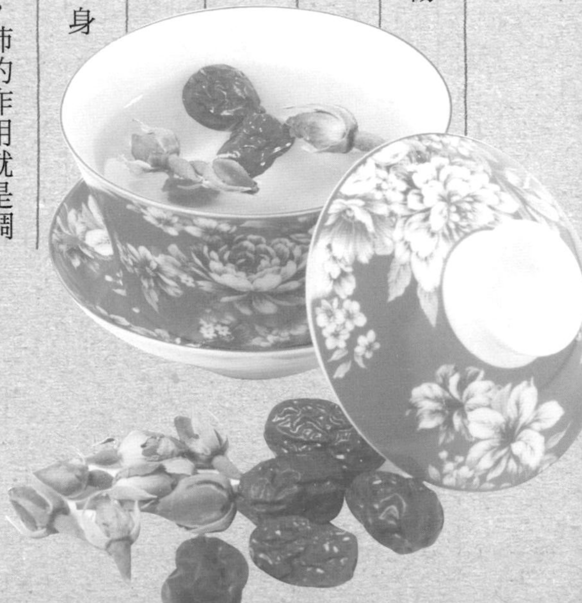

01 樹怕傷根，人怕傷心

諺語解讀

在很多電影電視的劇情中，常常會有傷心欲絕的場景，由於悲傷而導致暴病的情節也層出不窮。事實上這並不僅僅是戲劇的誇張手法，傷心的確會對健康產生極大的負面作用，正如諺語所述「樹怕傷根，人怕傷心」。

金代中醫師張從正所撰的醫學書籍《儒門事親》中就曾經記載，一人因其父被山賊殺死而傷心欲絕，導致心痛無比、久治不癒的病例。現代醫學研究也證明，傷心會影響到人體心臟，增加心臟病的罹患率。美國明尼蘇達州心臟病研究所的心臟病研究專家Scott Sharkey在美國心臟學研究報告中也提到，過度傷心會導致心臟病爆發，嚴重的甚至可能因而死亡！

科學原理

從中醫學的角度來說，傷心是屬於「悲」的一種情緒，它主要是傷及人體的肺氣，故有「過悲則傷肺」的說法。在傳統醫學的理論中，肺主一身氣，心主一身血，氣足則血足，肺的作用就是調節體內外的「氣」使其滿足心臟的需要，而心臟的運作正常才能確保肺的健康。如果產生傷心、悲哀、擔憂等屬於「悲」的負面情緒，胸中的悶氣無法正常宣洩，那麼肺的機能就會受到影響，損傷肺氣的直接後果就是影響心臟運作，出現胸悶、氣短、呼吸停頓等症狀，嚴重的甚至可能吐血等。

現代醫學的研究也證明了傳統醫學的這種說法，美國、英國、澳大利亞等多國的心臟學專家的研究顯示，傷心過度會導致心臟損傷，提高心臟病的發病風險。雪梨大學的研究顯示，這種現象較常出現在喪親、悲傷過度的人身上，凡是有這種經歷的人都會出現程度不一的心悸、心跳加快症狀，若是不加重視，就有可能誘發心血管疾病，甚至導致猝死。

應用竅門

傷心是健康的大敵，但正如歌詞所講，「傷心總是難免的」，一旦出現傷心引起的心臟不適，可透過以下方法來調節。

胸部按摩法

胸部的膻中穴是心包經上的重要穴位，在《黃帝內經》中就有「膻中者，心主之宮城也」的記載，中醫學認為，按摩膻中穴可調節情緒，使得「喜樂出焉」。從西醫的角度來說，膻中穴所在的位置正是胸腺的位置，按摩它可增強人體的免疫力，提高心臟的抵抗力，經常刺激對於健康也大有裨益。

★**取穴位置：**膻中穴位於胸部兩乳頭連線正中位置。

★**按摩手法：**可用手指揉按，也可雙手十指交叉用力捶打，如此就可紓解不良情緒，增強免疫力。

足部按摩法

按摩足部「太衝穴」肝經的水濕風氣由此向上沖行，所以有具有調節體內氣的運行、紓解不良情緒的作用，這是由於太衝穴位於肝經的重要穴位，按摩它可促進肝臟排毒，減少傷心等不良情緒造成的毒素堆積。

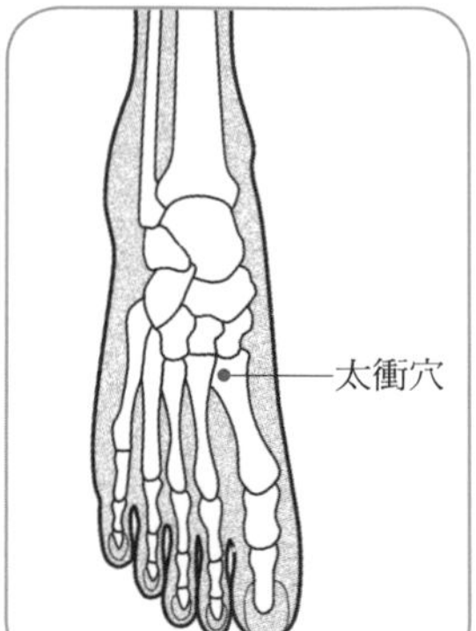

★取穴位置：太衝穴位於足部背面第一腳趾和第二腳趾趾骨之間的凹陷最深處。

★按摩手法：用食指或大拇指的指腹用力按壓，以穴位微微發麻為宜。

「彈琴」調情緒法

按摩十指的指腹具有安神醒神、補養心力的作用，常按摩可緩解傷心的情緒，開竅醒神。透過模擬彈鋼琴的手法，有節奏的用指腹撞擊桌面能夠同時按摩多個指腹，刺激十指上的穴位，是調節情緒極好的方法。

養生小祕方

吃對食物可幫助調節情緒

根據研究，多吃富含維生素C、B群、葉酸、色氨酸的食物，如深海魚、柚子、南瓜、香蕉、櫻桃、蘋果、番茄等，都可提高快樂指數，消除傷心情緒。

02 情極百病生，情舒百病除

諺語解讀

這句諺語提到了情緒對健康的重要性，如果情緒舒暢，則身體健康，反之，若是情緒過盛，則百病就會不招自來。

這句諺語中提到的「情」指的就是情緒變化。例如，「喜」本來是正面情緒，正常宣洩對於人體健康有正面的作用，但如果喜過頭就會導致精神紊亂。《儒林外史》中所記載的「范進中舉」的故事正是喜過極致病的例證：范進一直生活在窮困之中，屢屢參加科舉卻一無所獲，年近四五十竟意外中舉，這種大喜過望的情緒反而導致其喜極而瘋。而「怒」則會傷及肝臟，導致頭痛、腹痛、腹瀉的症狀，嚴重的可能還會吐血、咳血等，在《三國演義》中，周瑜被諸葛亮激怒之後吐血身亡，就是由於怒氣過盛，誘發疾病。

科學原理

中醫學理論認為，人體的情緒活動會影響氣血的運行，若是情緒正常宣洩可促進氣血運行，提高人體免疫力，降低疾病的發生，正所謂是「情舒百病除」，但若是情緒過盛就會導致氣血失調，引發各種疾病。

喜

中醫學認為，喜為心，喜悅的情緒可加速體內氣血運行，增加心臟供血，提高心臟抗病能力。但如果過喜就會傷及心臟，導致心悸、心慌、心跳加速，進而誘發失眠、健忘、胸悶、氣短、頭痛、頭暈、胸痛等症狀，嚴重的甚至可能會神智錯亂，危及生命。

悲和憂

在傳統醫學的情緒理論中，憂和悲均為肺。適當的悲傷和憂愁可幫助宣洩體內鬱氣，紓緩肺氣。但若是悲傷憂愁過度就會導致肺氣損傷，出現哮喘、咳嗽等呼吸系統疾病。肺氣的損耗還會進一步導致心臟供血不足，誘發各種心血管疾病。此外，由於肺主皮毛，因此悲傷和憂愁也可能會導致皮膚病或皮膚不良反應，如蛻皮、皮癬等。

怒

怒為肝，它能刺激氣血運行，緩解緊張情緒，但大怒往往會傷及肝臟，出現胸腹部疼痛、頭暈眼花、脾胃不適等症狀。若是怒氣過盛則有可能導致氣血運行過盛，誘發高血壓等心血管病症。

恐和驚

中醫學中「恐」為腎，因此驚恐過度就會損傷腎氣，出現大小便失禁、昏厥等症狀，嚴重的還會導致猝死。

思

思慮過度會傷及脾臟統血功能，導致氣血不足，出現頭暈、心慌、腹瀉、噁心、嘔吐等症狀。

應用竅門

七情是人人都會出現的情緒變化，想使得情緒為我所用，就要刻意的調節情緒變化，消除不良情緒。

順勢誘導法

不論是哪種情緒，如果能正常宣洩，對身體都是有益無害的。要疏導情緒可透過深呼吸，呼吸時最好採用自然站立的姿勢，延長吸氣和呼氣時間，這樣便有助於調節心情，促進排毒。

相生相剋法

中醫學認為，人體的情緒是相互制約的，如恐勝喜，怒勝思，思勝恐，悲勝怒，喜勝悲。若出現過喜情緒，就可透過人為製造恐懼情緒壓制過極的喜，幫助氣血恢復運行，促進健康。

養生小祕方

七情內傷會引發疾病

中醫認為，人的情緒變化大致可分成以下七種：喜、怒、憂、思、悲、恐、驚，也就是「七情」。這些情緒變化都是正常的生理現象，不會致病，但如果過極、過盛就會導致氣血運行紊亂，損傷臟腑，引發疾病，在中醫學中，這種現象就叫做「七情內傷」。

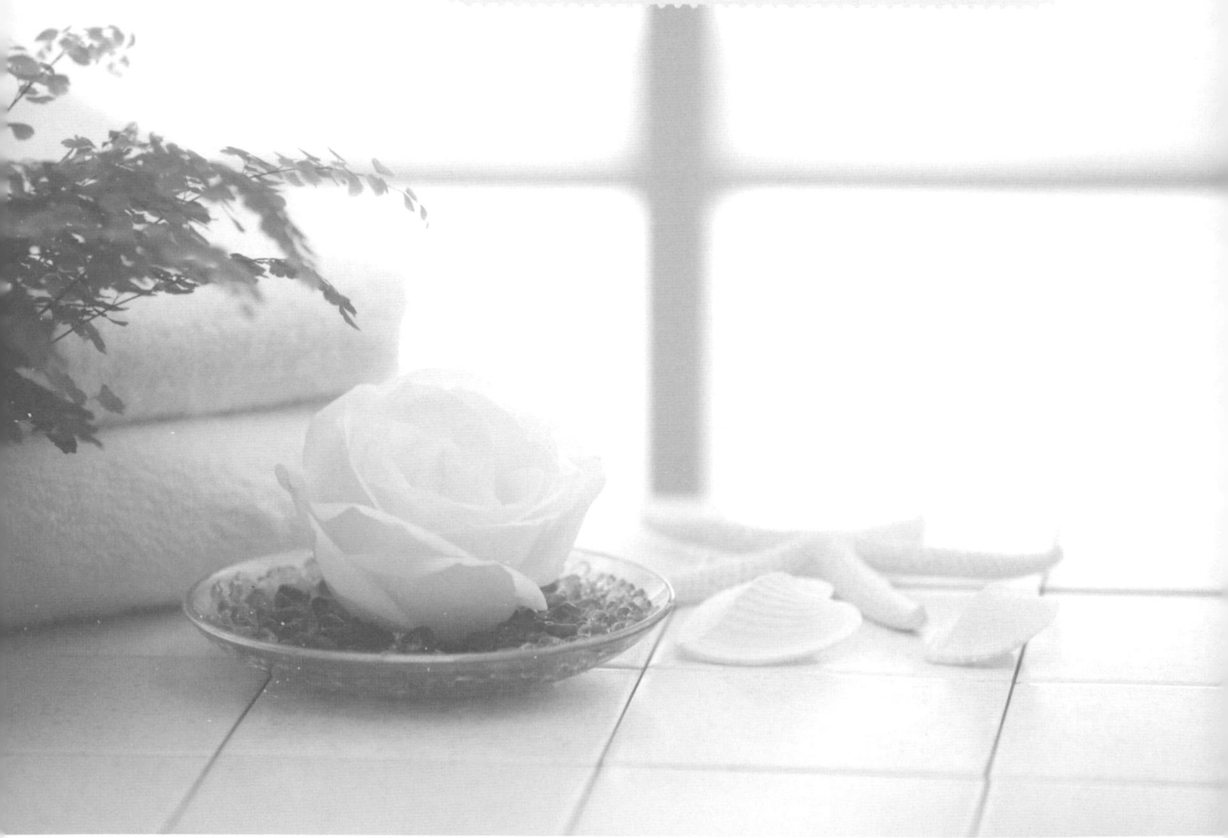

03 怒傷肝，愁傷心，悲憂驚恐傷命根

諺語解讀

這句諺語提到了幾種常見的負面情緒對健康的影響，憤怒、憂愁、悲傷、恐懼等情緒波動不僅僅會趕走好心情，還會威脅到健康。

在英國著名的偵探小說《福爾摩斯．巴斯克維爾的獵犬》中，就講述了一個由於驚恐過度而傷及性命的故事。故事中圖謀不軌的陰謀者利用當地「魔鬼般獵狗」的神祕傳說，以普通的獵犬驚嚇家族財產的繼承者查爾茲爵士，使其驚恐過度引發心臟病而死亡，正如諺語中所述一般，傷了命根。在唐朝李延壽所編著的《南史》中也記載了南齊的魏準因「驚」而死，並詳細描述了其死後「舉體皆青」的情景。

負面情緒是健康的大敵，那麼它是如何影響身體的正常運行，又該如何透過科學的方法誘導正面情緒、減少負面情緒呢？

科學原理

現代醫學認為，長期處於悲、怒、憂、驚、恐這些不良情緒中，會造成人體免疫力低下，進而導致疾病叢生。

不良情緒與內分泌

人體不良的情緒波動所造成的直接後果就是影響內分泌系統。人體內擁有形形色色的荷爾蒙，這些荷爾蒙對維持體內的新陳代謝等過程、各器官的正常運作至關重要，一旦荷爾蒙分泌失調，就會誘發疾病。情緒正是影響體內荷爾蒙分泌的最重要原因，一旦產生不良情緒，就會危害健康。

不良情緒與胃腸健康

當悲傷、恐懼等不良情緒產生時，胃酸分泌就會受到影響，嚴重的甚至可能會停止分泌胃酸。由於胃酸具有幫助消化、保護胃腸的重要作用，因此一旦其分泌受到情緒影響，就會誘發消化不良、食欲不振等症狀，甚至可能導致胃潰瘍等胃腸疾病。

不良情緒與心血管健康

當人產生情緒波動時，心跳速度也會隨之變化，如果情緒亢奮，那麼心跳會加快，血壓就會隨之升高；反之，若情緒低落，心跳變慢，血壓也會隨之回落。如果長期處於驚恐、憤怒、緊張等情緒之下，血壓就會一直居高不下，使得罹患心血管疾病的機率大大增加。

應用竅門

如何控制悲傷情緒

悲傷情緒可透過適當的哭泣和憤怒來宣洩，避免造成肺氣的損傷。悲傷時可透過「強顏歡笑」法來調節，刻意的微笑可幫助釋放不良情緒，轉移注意力。此外，食用香蕉、豆製品、堅果、全麥製品等富含色氨酸的食物也有助於消除悲傷情緒。

如何控制憂愁情緒

憂愁情緒可透過戶外運動和社交活動來緩解，適量的攝取富含鎂元素的食物也可調節情緒，消除憂慮，如香蕉、無花果、玉米、燕麥片等。

如何控制憤怒情緒

深呼吸和運動均是控制憤怒情緒的良方，透過瑜伽、冥想等方式也可紓緩情緒，抑制憤怒。從飲食上來說，多食用富含維生素C及胡蘿蔔素的食物可平復心情，如檸檬、胡蘿蔔、柳丁等。

如何控制驚恐情緒

出現驚恐情緒時首先要冷靜下來，透過深呼吸來調節自己的情緒和心跳，同時可想像一些美好的情景來轉移注意力。此外，巧克力及豆製品具有紓緩緊張情緒的作用，可適量食用。

養生小祕方

學會做自己情緒的主人

不良情緒傷心更傷身，學會控制自己的情緒，做自己情緒的主人，是維持健康的最簡便方法之一。

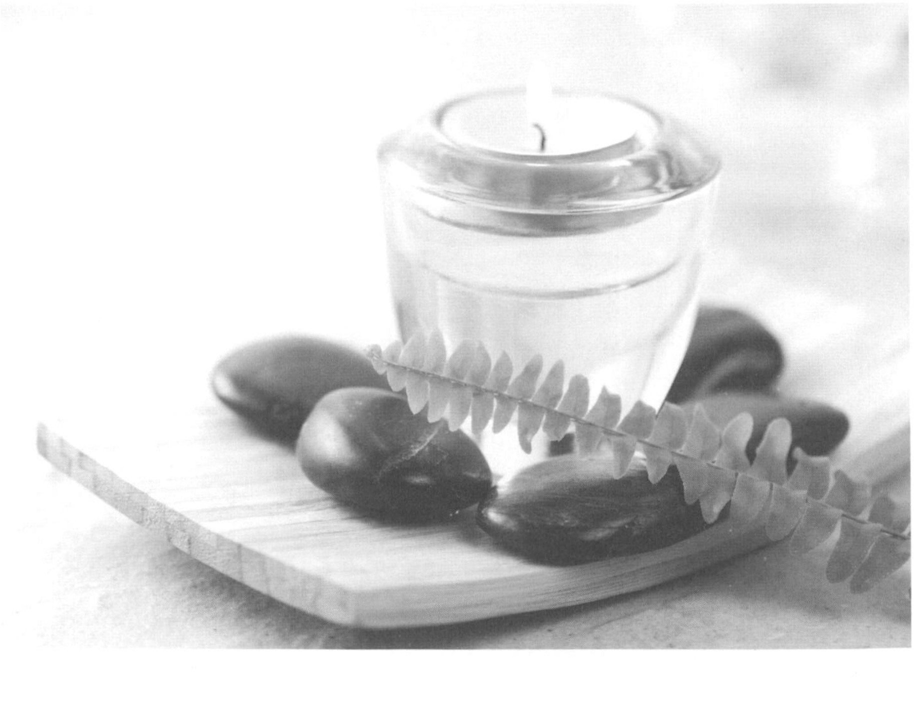

04 心平氣和，五體安寧

諺語解讀

早在春秋戰國時期，中醫學界就認識到心境與健康的關聯，在中醫著作《黃帝內經》中就有「恬淡虛無，真氣從之，精神內守，病安從來」的記載，它明確提出了心情平靜有助於人體真氣的運行，也就是諺語中提到的：「心平」方能「氣和」，氣血通暢促進了身體健康，疾病自然也就無機可乘，達到了「五體安寧」的狀態。

科學原理

諺語中提到的「五體」指的就是中醫學中所謂的筋、脈、肉、皮、骨，這五個部位又分別對應著體內的心、肝、脾、肺、腎五個臟器，它們的正常運作都與「心」有重要的關係。

在中醫學中，「心」被認為是「君主之管」，是「神」之所在，也是人體內最重要的「領導者」，它主宰者身體內的氣血運行。若是心境平和，那麼體內的氣血就會正常運行，體內的臟器都會得到充足的養分供應；相反，若是心境發生變化，那麼由「心」所主使的供血狀況就會發生改變，供血失常就有可能產生腸胃不適等身體狀況，嚴重的甚至可能形成疾病。

應用竅門

心境平和可培養身體元氣，而調心養氣則需要從日常生活中的點點滴滴做起。

冥想法

冥想是透過調節呼吸和思緒來促使大腦達到深層寧靜狀態，它是一種有效的「心理按摩」療法，如果情況允許，每天進行半個小時的冥想可有效的幫助調節心氣，怡養情緒。

養胃平氣法

腸胃健康是心氣平和的基礎，腸胃道正常運作，人體才能獲得充足的養分來維持氣血的運行，因此均衡的飲食也是調神養性的方法之一。飲食上要做到粗細搭配，清淡為主，方能清心靜氣。

色彩療法

不同的顏色對人的心情變化具有潛移默化的作用，通常淡雅的色彩，如淡黃色、綠色、天藍色、粉色、玫瑰色等可平復緊張的情緒；而大紅色、豔粉色、深橘色等能刺激情緒，有助於調節抑鬱、憂鬱等情緒；藍色、白色等冷色調則可中和過於炙熱的情緒，如興奮過度、暴躁等。

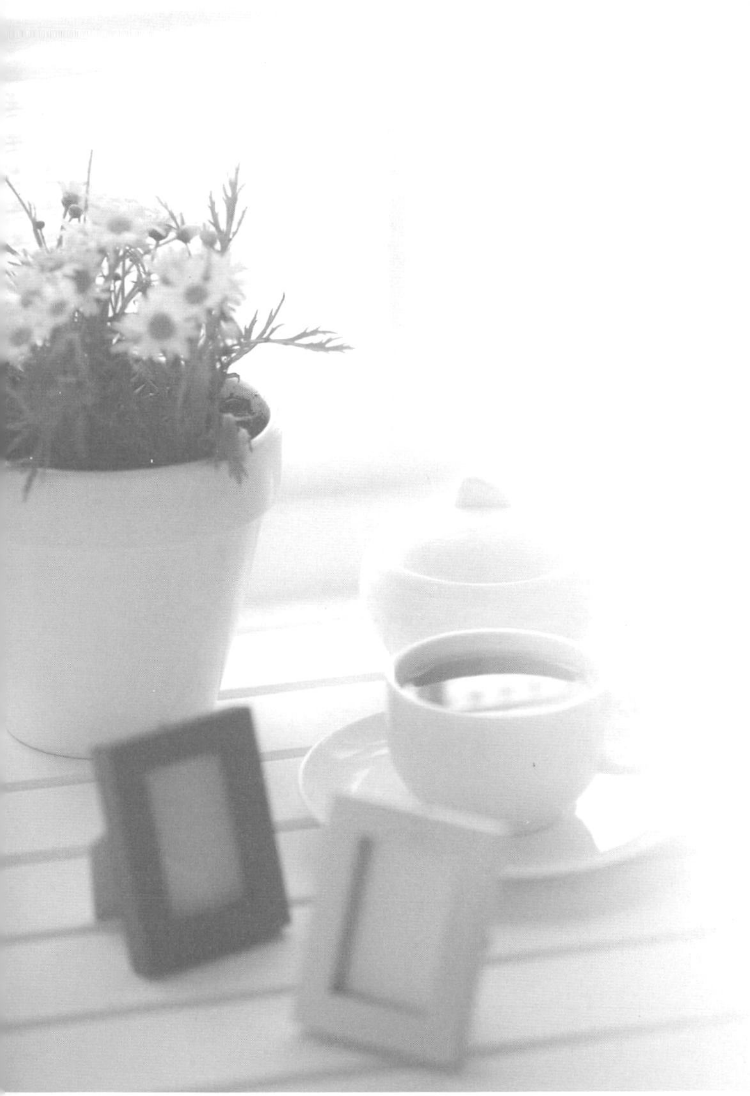

養生小祕方

心情影響臟器健康

現代醫學也證明了心情與臟器健康的關係，有研究顯示，人體處於憤怒、緊張、憂慮等情緒之下時，心臟供血功能會隨之減弱，呼吸和循環系統的運作也會受到影響，甚至可能誘發功能性運行障礙。

05 忍怒以全陰氣，抑喜以養陽氣

諺語解讀

這句諺語源自於《莊子・外篇・在宥》，它的原句是「人大喜邪，毗於陽；大怒邪，毗於陰。」即人若是喜極，就會損傷陽氣，若是怒極，就會損傷陰氣，無論過喜或是過怒都會造成人體陰陽失調。

諺語中提到了中醫學中重要的「陰陽學說」，在《黃帝內經》的《素問・陰陽應象大論》曾經有「陰陽者，天地之道也，萬物之綱紀，變化之父母，生殺之本始」的論述，它認為任何事物的生長都離不開陰陽，人體也是陰陽結合的產物，只有體內陰陽平衡方能獲得健康，所謂「陰平陽祕，精神乃治」，就是說陰陽平衡的重要性。諺語中提到的「忍怒」和「抑喜」就是簡單的陰陽調節方法之一。

科學原理

中醫陰陽學說是與《周易》陰陽理論一脈相承的理論，認為人體內的陰陽狀況可分為陰陽平衡、陽盛陰虛、陰盛陽虛、陰陽兩虛幾種情況。

陰陽平衡

陰陽平衡是人體的最佳狀態，陰陽平衡的人氣血充足、精力充沛，體內各個臟器均有條不紊的運作，身體健壯，五臟安康，氣色俱佳，心氣平和，免疫力也達到最高水準。

陽盛陰虛

陽主「動」，陽氣過盛易有手腳發熱、面色泛紅、出汗等症狀，過盛的陽氣傷及陰氣，就會導致體質虛弱、精力減退、氣虛血弱，嚴重的會產生咽喉疼痛、腰背痠痛、頭暈眼花等不適反應。諺語中提到的「大怒」等負面情緒正是傷及陰氣，導致陽盛陰虛的原因之一，因此只有忍怒才能保養陰氣。

陰盛陽虛

陰主「靜」，陰極盛傷及陽氣之後會出現陰盛陽虛的體質，導致怕冷、手腳易冰涼、乏力、易困等症狀。陰盛陽虛通常是由於勞累過度、熱量不足、能量耗費過度等所引起，諺語中提到的大喜過度會傷及心臟，進而影響氣血運行，造成陽虛陰盛的情況。

陰陽兩虛

陰陽兩虛是指人體虛弱過度、氣血運行紊亂、氣血嚴重不足、精力減退的生理狀態，此時身體免疫力低下，易罹患多種疾病。

應用竅門

陰陽平衡是健康的基石，要想獲得強健的體魄就要與諺語中所述一樣，透過生理和心理方法來調節陰陽，維持其平衡。

養陽之法

最簡便的養陽氣法是曬太陽，特別是秋冬與春初乍暖還寒之際，應多在陽氣升起時的上午時分曬太陽。同時，空調吹出的陰寒之風與冷飲最傷陽氣；而茶水損陽氣，應少飲用；晚上九點到凌晨五點之間是人體養陽的最佳時間，特別是晚上十一點到淩晨三點間，一定要臥床休息。

全陰之法

天為陽，地為陰，因此中醫認為地氣即陰氣，所以，多接觸地氣可補充人體陰氣。接地氣的方法是：每天選擇平坦而乾燥的地面，光腳走上五至十分鐘。足底穴位多，對接地氣有極大幫助；白日為陽，夜間為陰，若平日可早睡早起，對於全陰也有極大的幫助。每日睡覺前，以鼻子深呼吸三十至五十次，注意呼氣時間應比吸氣時間長，也可產生滋陰之效。

養生小祕方

滋養陰氣的最好方法

全陰的最好方法是保持平穩的心態，特別是不隨便動怒，因為動怒會傷及肝血，使陰精受損；所以，平靜處世、快樂生活，是滋養陰氣的最好方法。

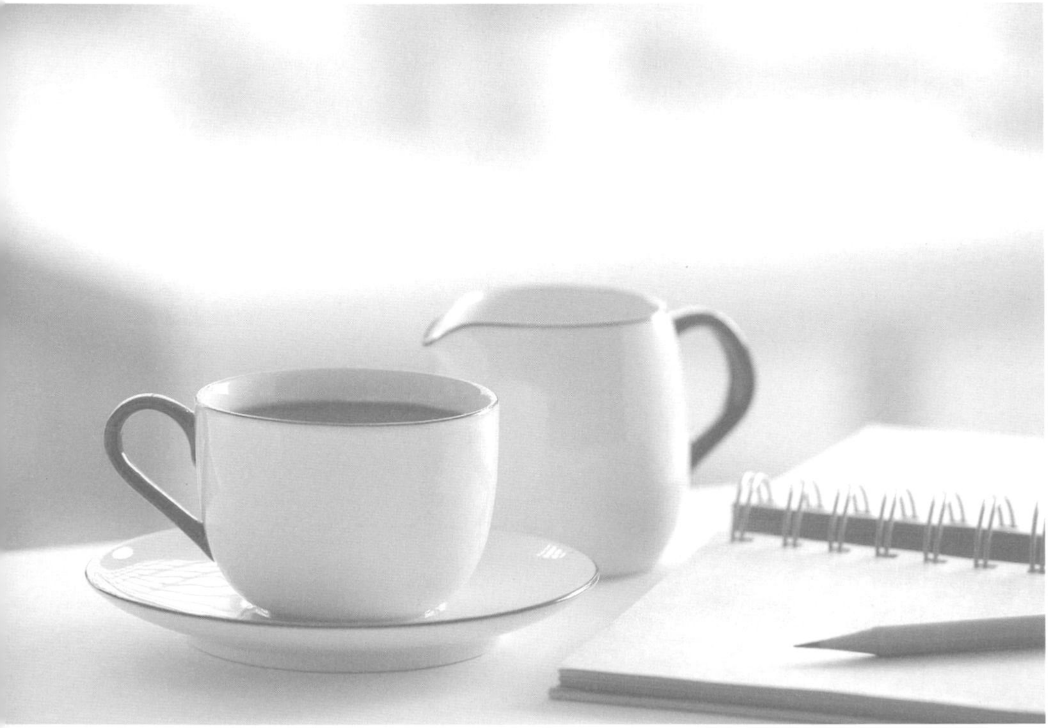

06 藥補不如神補，身閒何若心閒

諺語解讀

諺語提到的「神補」也就是「精神養生」的觀點，在中醫學的理論中，精神養生又被叫做「養神」、「調神」、「攝神」，它的地位十分重要，甚至超過了藥物和食物的補養，正如諺語中所說「藥補不如神補」。

科學原理

精神養生又被稱作「神補」，它主要是透過調節人的情緒和精神，進而使人身心健康，它主要包括神志養生和情緒養生兩方面。

神志養生

神志養生是指調養自己的心態，保持樂觀積極的生活態度，同時做到寬容、清淨、自信，簡單的說就是培養一個人的人生觀、世界觀和價值觀。中醫養生學家認為，透過神志養生，達到「超然於物外」、寵辱不驚的境界，無論外界如何變化，都能夠保持自身的心境。

從現代醫學的角度來說，神志養生就是培養積極正面的態度，避免受外界環境所干擾，在這種情況下，人體內部的內分泌系統就不會受到情緒的影響，能夠充分維持平衡，對於健康大有裨益。

情緒養生

情緒養生是指控制自己的情緒，消除如自卑、恐懼、抑鬱、擔憂、焦慮等不良情緒，培養如快樂、喜悅等正面情緒，使自己的心情達到最佳的狀態。情緒養生不但有助於維持心理健康，也能促進內分泌系統的平衡，可說調情緒就等於養健康。

應用竅門

精神養生具體的方法如下：

移情法

在被不良情緒所困擾時應當主動的轉移情緒，例如閱讀幽默的書籍或看電視、外出活動等，透過轉移活動來轉移情緒。

自控法

在情緒低落時應對著鏡子強行微笑。有研究顯示，人在強行微笑時大腦會受到「欺騙」，以快樂的情緒來取代不良情緒。

安慰法

在遭受挫折時自我安慰，退一步思考，從挫折中汲取教訓，避免長期被負面情緒所困擾。

宣洩法

在情緒低落時可適當的哭泣、傾訴等，將心中的負面情緒宣洩出來，有助於排解抑鬱的心情。

養生小祕方

天人合一 達到頤養天年的目的

戰國時期的著名哲學家莊子是古代「精神養生」的一位大家，他提出了養生首先要養精神的觀點，在他的代表作《莊子・養生》中，提到了養生應當順應自然，不被內在的情感所束縛，只有從精神上與自然界天人合一，才能夠保護生命、養護精神，達到頤養天年的目的。

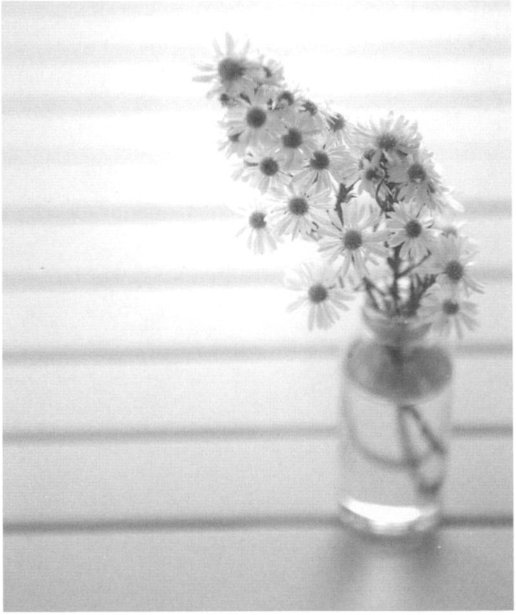

07 逢人借問留春術，淡泊寧靜比藥好

諺語解讀

諺語提到了「淡泊寧靜」的「留春術」。中醫學認為，「神」是身體健康與生命的根本，「神」若散，則身體就會受到影響，而「淡泊寧靜」正是「守神」，「養神」的一種方法。淡泊寧靜的思想源於古代的道家思想，道學養生專家們認為，精神上的波動容易勞心勞神，導致健康受損，只有清淨養神才是長壽之道。在《莊子》中就有寧靜養神的記載：「平易恬淡，則憂患不能入，邪氣不能襲，故其德全而神不虧」，就是說平易恬淡的精神能夠對抗外界的邪氣，維護健康。

科學原理

中醫學著作《黃帝內經》中有如下的記載：「恬淡虛無，真氣從之，精神內守，病安從來？」指的就是諺語中所說「淡泊寧靜」的養神之術。

要做到淡泊寧靜首先要減少私心雜念，在《黃帝內經》也曾提到保持精神寧靜要「志閒而少欲」，降低對物質條件的需求，減少奢欲和私心，不斤斤計較、患得患失、唯利是圖，自然會心胸開闊、精神內守，進而身心健康。其次，要學會聚精會神，心念專一。在《千金翼方．養性．養老大例》中曾提到，守神要做到「耳無妄聽，口無妄言，心無忘念」，指的就是這個道理。

應用竅門

正如藥王孫思邈所述：「淡然無為，神氣自滿，以此為不死之藥。」淡泊寧靜是維持身心健康的良藥，要做到淡泊寧靜就要消除以下認知誤區。

誤區一：淡泊寧靜不是沒有情緒

淡泊寧靜不是變成沒有情緒的木頭人，對人、對事冷漠，而是指人為的控制自己的情緒，培養積極樂觀的態度，避免被負面情緒所束縛、做情緒的奴隸。

誤區二：淡泊寧靜不是脫離塵世

淡泊寧靜不是讓人遠離塵世，躲在自己的世界裡，不與社會接觸，而是指以正確的態度面對世間的各種誘惑和自身的各種欲望。

養生小祕方

控制情緒能保持健康

中醫學認為，人體內的氣血運行會受到自身情緒的影響，若是長期處於憤怒、嫉妒、憂傷、失落、自卑、抑鬱等情緒中，就會導致氣血運行紊亂甚至瘀滯，進而誘發各種疾病，影響健康。因此，想要保持健康就必須控制這些情緒，也就是達到「淡泊寧靜」的境界。

08 人逢喜事精神爽，悶在心頭瞌睡多，快活保壽命，氣惱成了病

諺語解讀

諺語提到了喜悅和快樂的情緒對於健康的正面作用。

在古代，有「沖喜」的說法，當一家人中有人罹患重病，被醫生診斷為病危無法痊癒時，他們就會透過辦喜事，如結婚、娶媳婦等來「沖喜」，以去除病魔、緩解疾病。在很多文學作品中都有關於「沖喜」的記載，例如在湯顯祖的《牡丹亭》中就有「老夫人替小姐沖喜」的唱詞。沖喜雖然是一種迷信，但它利用的卻是情緒治病的道理，也是有一定的科學依據的。正如諺語中所述，「人逢喜事精神爽」，沖喜對於病人的精神狀態能夠產生一定的治療作用，這也是千百年來沖喜一直盛行不輟的原因之一。

科學原理

諺語所述的是一種利用情緒來養生的方法，在民間有「笑一笑，十年少」的說法，人在遇到喜事時自然會產生喜悅、快樂的心情，這是一種良好的心理按摩方式，能達到養生長壽的目的。

英國的科學家們曾經針對快樂和健康的關係做過一個詳細的研究，他們以三千多名五十二歲到七十九歲的多名中老年人為研究對象，對他們的情緒變化和健康狀態長期追蹤研究。最終的研究結果顯示，出現快樂情緒較多的老人身體較為健康，反之則易罹患疾病。

應用竅門

快樂源於一份良好的心態，在日常生活中，透過以下小事也可獲得快樂：

★吃一份美食
★欣賞藝術展
★偶爾和朋友聊天
★做一做白日夢，幻想一下完美的生活
★定期旅遊

養生小祕方

快樂的情緒是最簡便的保健品

科學家們認為，快樂的情緒對健康具有正面的作用，主要是由於人體內的快樂等正面情緒與大腦內的海馬等部位有關，當人處在正面情緒中時，神經系統的自主調節能力較強，內分泌較為穩定，心血管較為舒張。因此快樂的情緒可說是最簡便的保健品，要想獲得健康，就從笑一笑開始吧。

09 多交朋友消除孤寂，笑口常開疾病遠離

諺語解讀

你相信嗎？交朋友不僅僅是一種社交活動，還能夠影響你的健康。諺語中提到的正是透過交朋友來調節情緒、取得健康的方法。

自古人們就十分重視交朋友，歷史上有很多著名的友誼，從互為知音的俞伯牙鍾子期到李白和杜甫的忘年之交，都留下來動人的傳說。在詩詞歌賦中，也有很多是歌頌友誼的，例如清朝的蒲松齡就曾說過：「天下快意之事莫若友，快友之事莫若談。」將與朋友聊天列為天下最快樂的事。

科學原理

現代社會學、心理學和醫學的綜合研究顯示，交朋友、發展友誼、構建自己的社交網絡這種簡單的活動能夠對健康產生極其重要的影響。

加州大學聖巴巴拉分校的心理學教授貝拉·德保羅曾經花很多的時間來研究社交、友誼對人的影響，她的研究結果顯示，朋友對於一個人的影響甚至要高出家庭成員，對於心理健康的影響更是

顯著。科學家們認為，朋友能夠提供一個人心理上的依靠，尤其在心理壓力過大時，一個知心的朋友能夠替你分擔壓力，幫助調節情緒，這對於維持心理健康來說是極其重要的。

澳大利亞的科學家們花費十年的時間對實驗對象進行追蹤調查和研究，最後的結果顯示，知心朋友較多、社交活動較頻繁的老人往往較為長壽，而朋友較少或幾乎沒有朋友的老人則死亡率較普通人高出百分之二十以上。

應用竅門

巴爾扎克曾經說過：「在各種孤獨中間，人最怕精神上的孤獨。」交朋友可幫助人消除孤寂，調節心情，維持健康。但交朋友也要有個準則：

準則一

不交酒肉朋友。酒肉朋友平時總是一起吃吃喝喝，但在關鍵時刻就會消失無蹤，這種朋友不但不能幫助你調節心情，還會成為你負面情緒的來源。

準則二

朋友不再多，在於知心與否。真正的知心朋友能夠幫你分擔壓力，緩解情緒，因此找到一個真正的知心朋友要比擁有數個泛泛之交更重要。

準則三

與朋友常交心。經常和朋友談心，分享彼此的生活，能夠拉近彼此的距離，還能夠紓解生活中的壓力，宣洩負面情緒，是調節情緒的好方法。

養生小祕方

朋友和身體健康間有一定的關係

最新的研究顯示，朋友和身體健康間有一定的關係。這一方面是由於與朋友社交能夠提高大腦的活躍程度，減緩腦神經的衰老，另一方面則是由於朋友對於情緒具有調節作用，進而影響了健康。

10 樂觀向上氣軒昂，牢騷太盛斷人腸

諺語解讀

諺語提到了「發牢騷」這個日常生活中的小習慣對於健康的影響。

在魯迅的小說《祝福》中，就有一個喜歡發牢騷的典型人物——祥林嫂。祥林嫂一生艱辛曲折，在自己心愛的孩子也不幸夭折之後終於受不了打擊，變成一個終日牢騷滿腹的人，不論遇見誰都反覆的向他們敘述自己的悲慘故事，起初人們還會對她報以同情，但時間一久，大家便不耐煩，導致她最終鬱鬱而亡。

科學原理

過多的牢騷對於健康的影響首先是在心理方面。牢騷往往伴隨著憤怒、不滿、嫉妒、憂慮等負面情緒，適量的牢騷可幫助宣洩這些不良情緒，但若是牢騷過多，負面情緒來不及宣洩，反而會不斷累積，造成極大的心理壓力，長期處於這樣的心理壓力之下就會誘發如抑鬱症、焦躁症等各種心理疾病，正小說主角祥林嫂長期發牢騷最後導致自己疑神疑鬼、精神恍惚，正是這個原因。

發牢騷也會對身體健康造成影響。現代醫學的研究顯示，人的情緒變化會對影響到內分泌系統，長期處於發牢騷的悲觀厭世情緒中，就會導致內分泌失調，進而影響身體的機能。

最重要的是，發牢騷不僅僅對自己的健康有害，也會影響聽到牢騷的人的健康。過多的牢騷將負面情緒不斷的傳遞給周遭的人，使他們同樣被負面情緒所控制，進而損及身心健康。

應用竅門

牢騷發對了可宣洩情緒，發錯了則會成為健康的大敵。在生活中到底要如何發牢騷呢？

發牢騷前要先控制自己的情緒，試著透過其他的事物來轉移自己當下的負面情緒，也可深呼吸等方式使自己暫時平靜下來；若是情緒過於激動，無法轉移，則可選擇無人的場合大聲發牢騷，將心中的不滿宣洩出來，若是在人多的場合，則可試著在內心發牢騷，避免口不擇言而影響他人。

養生小祕方

適當的發牢騷有助於宣洩情緒

發牢騷是人們對於現實生活表示不滿的途徑，適當的發牢騷有助於宣洩情緒，但若是牢騷過多，就會對健康造成負面的影響。

11 丈夫有淚盡情彈，英雄流血也流淚

諺語解讀

流淚向來被視為「弱者」的表現，但從養生的角度來說，適當的流淚有益健康。

流淚是人類的一種情緒表達，是人類的本能，在古代，中醫們常常使用哭泣流淚這種情緒療法來治療疾病。相傳明朝時一位連中三元的秀才父親因狂喜過度而大笑不止，請了很多醫生都無法醫治，最後御醫故意以悲傷的事情刺激他，使其流淚，終於治癒這種怪病。由此可見，流淚是一種情緒調節的方式，用對了就有益健康。

科學原理

人類學家們研究發現，在所有的靈長類動物中，只有人類具有流淚這種本能。那麼人為什麼會流淚呢？醫學家們研究發現，淚水是從淚腺中分泌出來的，而淚腺則是由大腦所控制，當人情緒發生變化時，大腦中的情緒中樞會將這種情緒刺激傳遞給淚，進而流淚，如人在幸福、悲傷時都有可能流淚。因此，流淚是情緒刺激的產物，具有情緒調節的作用。

此外，還有一種流淚是不受情感刺激的，是由於眼睛乾澀等眼睛生理反應而引起的，此時適量眼淚能調節眼睛的生理狀況，也是有益健康的。

應用竅門

適當的流淚可調節生理、心理健康，但若是長期流淚不止會使悲傷的情緒持續不斷，進而影響生理健康；長期哭泣也會導致大腦缺氧，影響大腦健康；此外反覆流淚還有可能造成眼球感染，誘發眼疾，影響視力，嚴重的甚至可能會導致暫時性失明等症，因此，以流淚來宣洩情緒一定要適可而止。

養生小祕方

眼淚是排毒的一種途徑

美國明尼蘇達大學的心理學家威廉·佛萊分析了眼淚的成分，得知眼淚中含有各種蛋白質，在這些蛋白質中有一種止痛劑的化學成分，因此推測眼淚可能是人體排毒的一種途徑，透過流淚人體將情緒壓力所造成的毒素排出體外，進而恢復生理和心理的健康。

12 貪心煩惱多，知足自常樂

諺語解讀

「知足常樂」是一句著名的古訓，「知足」二字來源於道家祖師老子的《道德經》：「禍莫大於不知足。」老子認為，知足是一種良好的品德，只有知足的人才能夠獲得真正的快樂。

知足常樂的觀念在古代備受推崇，相傳明朝時金溪地有一位教書先生叫做胡九韶，他以教書和種田維生，家境十分貧寒，每年的收入只剛好可維持溫飽而已，但每日黃昏他都要在門口焚香跪拜，感謝上天賜予他的清福。他認為自己生在太平盛世，沒有遭遇兵荒馬亂就是一種幸福，同時全家人平平安安，有衣可穿，有飯可吃，無病無痛，就更是一種清福。胡九韶的觀念正是無過多貪欲、知足常樂的典型代表，不僅在道德方面值得推崇，也有益於健康，值得效仿。

科學原理

知足常樂指的是對現在的生活和狀態感到滿足，因此常常獲得歡樂、滿足的心情。與其相對的就是諺語中所提到的「貪心」。

貪吃、貪睡

食物是身體能量的來源，但若是暴飲暴食就會導致腸胃負擔過重，影響消化和吸收。此外，貪吃還會導致大腦疲勞，影響腦神經健康。睡眠是身體各個器官休養生息的時間，若是睡眠時間過長就會打亂人體正常的生理時鐘，影響神經系統，產生健忘等神經系統毛病。

貪物質、貪玩

物質是生活的基礎，但若對物質條件過度追求就會帶來焦慮、嫉妒、恐懼、偏執等不良情緒，導致心理失衡，不但影響心理健康，還可能影響內分泌。

若長期癡迷於娛樂活動就會導致身體處於緊張狀態，進而導致免疫力下降，影響健康。

應用竅門

知足方能常樂，要如何才能做到知足呢？

比較心理往往是欲望的來源，要學會知足就要將眼光從別人身上抽回自己本身，重視自己已經擁有的東西，例如健康、時間等，充分享受當下的美好，懷著感恩的心來看待每一項事物，熱情對待每一天、每一個人，常想想自己所擁有的，而不是沒有擁有的。

養生小祕方

順應自然可獲得健康

中醫學認為，人是自然界的產物，只有順應自然才可獲得健康，一旦太熱中於追求美好的事物，到達「貪心」的地步，就會影響健康。

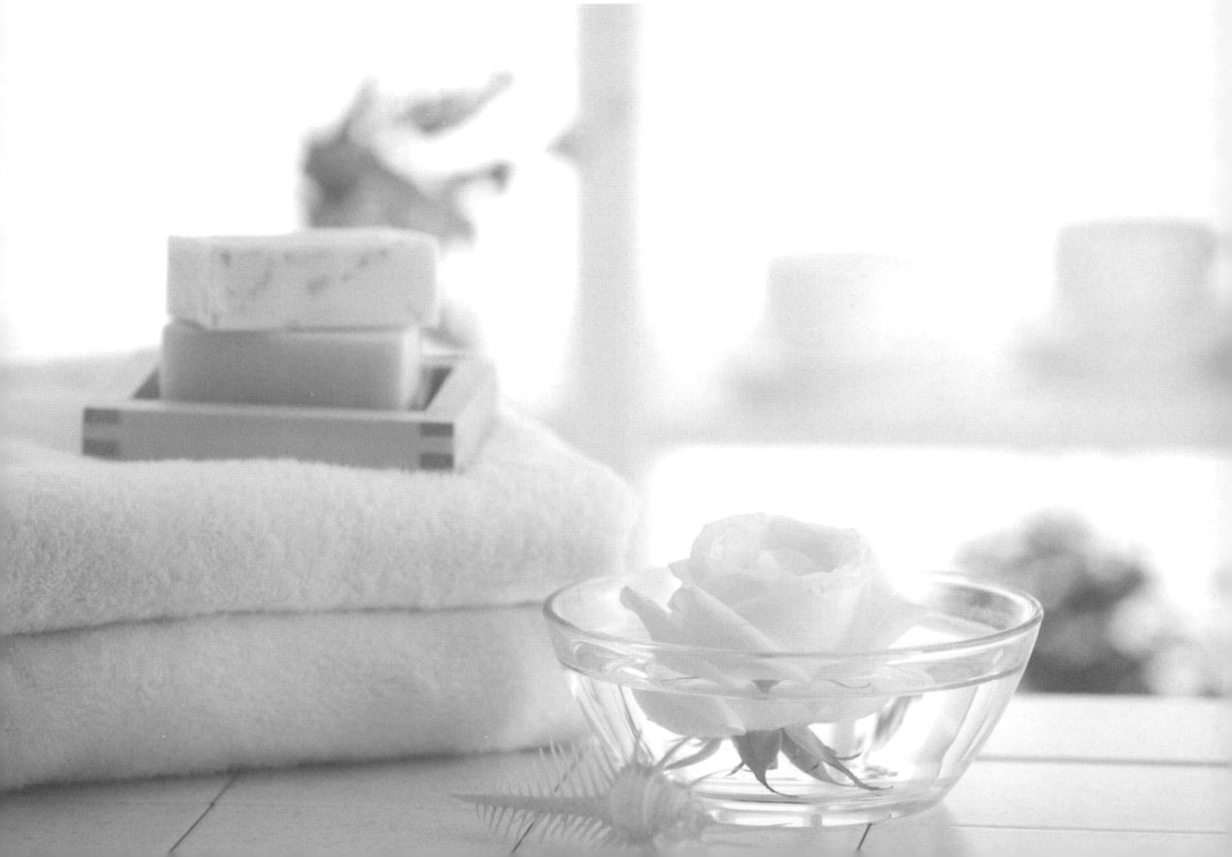

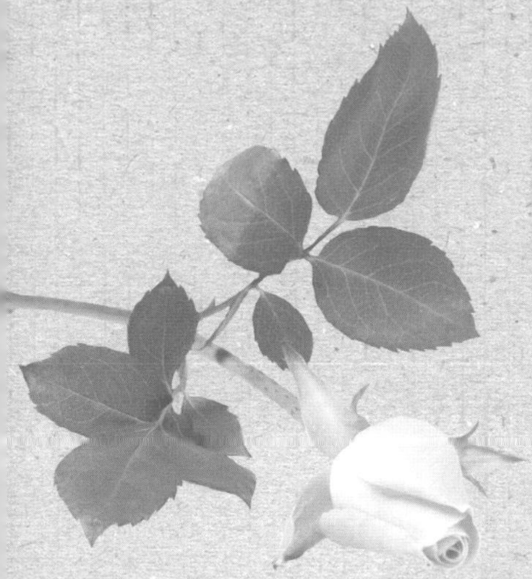

第2章

讀諺語，健體魄

傳統醫學認為，夜間是人體自我修復的時段，此時各個器官開始排出一天代謝產生的毒素，並透過睡眠得到休養，為第二天的運作做好準備。從二更到五更的睡眠能夠確保各個臟器正常排毒休養，是保養臟器的最佳方式。

在傳統醫學的理論中，肺主一身氣，心主一身血，氣足則血足，肺的作用就是調節體內外的「氣」使其滿足心臟的需要，而心臟的運作正常才能確保肺的健康。

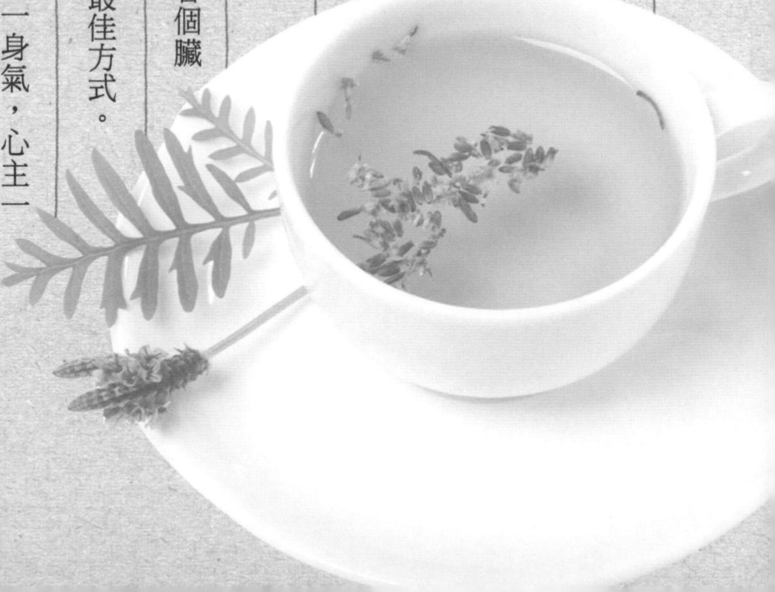

01 吃人參不如睡五更

諺語解讀

明末清初的文學家李漁曾經說過：「養生之訣，當以睡眠為先。」睡眠自古就是中醫養生術之一，這句諺語中不僅提出了睡眠養生的觀點，更是點出睡眠時間的重要性，也就是「睡五更」。

「五更」是古代夜晚計時的方式，古人將夜晚分為五個時段，一更是指從傍晚七點至九點，稱為「黃昏」；二更是指從晚九點至十一點，稱為「人定」；三更是指從十一點至一點，稱為「夜半」；四更是指從一點至三點，也叫「雞鳴」；五更則是三點至五點，稱為「平旦」。從這些稱謂中可看到古人夜間作息習慣：二更的「人定」之時，人們停止了一天的工作，開始休息；而五更的「平旦」之後，人們逐漸從睡夢中清醒。

因此，睡五更是指在九點至十一點之間開始休息、五點之後起床的睡眠習慣。那麼，為什麼諺語中會提到睡眠時間，睡五更又有哪些好處呢？

科學原理

夜間九點至十一是淋巴排毒的時間，此時免疫系統開始自我調節和修復，在這個時間段內靜臥或靜坐可讓免疫系統有效完成排毒，增進免疫力，因此是上床休息的最佳時間。

夜間十一點至一點是肝臟排毒的時間。由於肝臟的排毒必須在熟睡中進行，因此此時必須確實入眠才能有效的保養肝臟，否則就可能造成肝臟損傷。

凌晨一點至三點是膽臟排毒的時間，亦須在熟睡中進行。

凌晨三點至五點是肺臟排毒的時間，睡眠品質若不理想就會傷及肺臟，一些肺病患者也易在這個時段發病。

凌晨五點之後大腸和小腸開始排毒，此時上廁所能夠將一天的毒素排出體外，是排便的最佳時機。

應用竅門

要睡好五更覺，除了要有充足的睡眠時間以外，還必須保有良好的睡眠品質，只有高品質的睡眠才能夠使勞累了一天的身體充分恢復。

要提高睡眠品質可藉由以下方法。

洗熱水澡

睡前洗熱水澡可促進氣血運行，使勞累的身體放鬆，快速入眠。泡腳也具有同樣的功效。洗澡或泡腳可在睡前一到半小時內進行，需注意洗澡後要吹乾頭髮再入睡，避免頭部濕氣過重，誘發偏頭痛等症。

伴音樂入睡

柔和舒緩的音樂有助於放鬆心情，盡快達到深睡眠的狀態。適宜睡前聽的音樂有自然聲，如流水聲、下雨聲、蟲鳴聲、風聲等，一些輕音樂，如舒緩的鋼琴曲也具有同樣的功效。

科學的睡前飲食

為了確保睡眠品質，晚飯不宜吃得過晚和過多，通常在五到六點進餐為宜，最晚不要超過八點。此外，睡前不要過量喝水，以免夜尿而影響睡眠，而睡前的一小杯熱牛奶則可幫助入眠。

養生小祕方

夜間是人體自我修復的時段

傳統醫學認為，夜間是人體自我修復的時段，此時各個器官開始排出一天代謝產生的毒素，並透過睡眠得到休養，為第二天的運作做好準備。從二更到五更的睡眠能夠確保各個臟器正常排毒休養，是保養臟器的最佳方式。

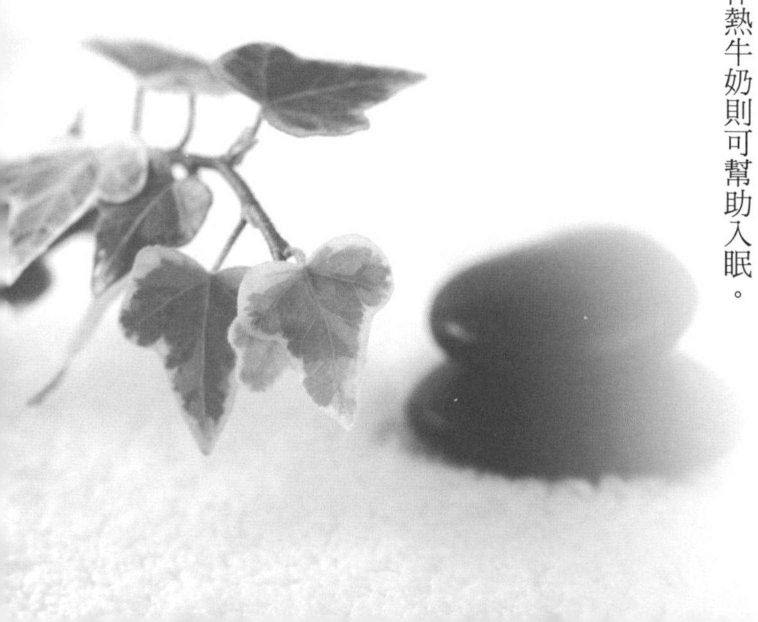

02 飯養人，歌養心

諺語解讀

唱歌是很多人喜歡的娛樂活動，卻不知道它還具有養生健體的作用，即諺語中提到的「歌養心」。在古代有關音樂的典籍《樂記》中就有關於歌曲「養心」的記載：「音樂者，流通血脈，動盪精神，以和正心也。」它提出透過音樂可促進體內氣血運行，調節經脈，怡養情緒，進而達到養心的目的。

科學原理

從心理的角度來說，唱歌可放鬆情緒、愉悅心情，有助於荷爾蒙的分泌，維持內分泌平衡。常常喜歡高歌一曲的人往往樂觀積極、情緒健康，因此生理上也較為健康。

此外，歌唱可同時刺激左右腦，更有助於維持腦力。

應用竅門

若唱歌方法不對，會損及健康。以下時常見的唱歌中的誤區。

誤區一：一味高歌

一味的飆高音會使得喉嚨沙啞、口乾舌燥，也會造成頭暈等缺氧症狀。因此唱歌時應當選擇不同頻率起伏的歌曲，既高唱，也低和，使五臟六腑輪流處於被刺激的狀態，達到養生的目的。

誤區二：在KTV當唱不停

KTV通常空間狹小，通風不良，如果長期在其中高歌就有可能由於缺氧而導致頭暈眼花、頭痛不適，因此在KTV唱歌一定要注意控制時間，避免造成缺氧。

誤區三：發聲錯誤

正確的唱歌方式是使用腹式呼吸法，以胸腔共鳴發聲，這樣才能按摩內臟，提高肺活量，強化心肺功能。若是以喉嚨發聲則不但無法起作用，反而會損傷喉嚨。

誤區四：鍾愛悲傷情歌

唱歌具有強烈的心理暗示和心理調節功能，如果只鍾愛悲傷情歌，就有可能沉浸在歌曲所營造的悲傷情境中，帶來負面的心理影響。相對的，多唱節奏輕快的歌曲就會帶來正面的心理影響。

養生小祕方

唱歌有益健康

中醫學認為，唱歌可打通氣血、調節經脈，對五臟六腑都具有間接按摩的作用。在西洋醫學的研究中也有類似的觀點，奧地利維也納的施密德教授就曾經提到唱歌可按摩心肺和腸胃，提高人體吸氧量，促進體內血液循環，達到保養心肺的作用。

03 琴醫心，花醫肝，香醫脾

諺語解讀

諺語中提到了兩種「音樂養生法」，即彈琴、唱歌或聽音樂，該法對養心極有幫助；「芳香養生法」，也就是透過花香等香味來養生治病的方法。

在中醫學中有很多特殊的養生方法，「音樂養生法」便是其中之一。音樂養生自古便有，上古時代，人們從聆聽流水、鳥語、蟲鳴甚至風聲等自然的天然樂章中來調節心情；發展到後來，各類音樂開始被廣泛地運用於養生中，古代帝王為了消除煩惱、康復情緒疾病，便常常用宮廷音樂來養生。

芳香養生法也是一種特殊的養生方法，端午節時人們攜帶含有艾葉、菖蒲等含香氣藥物的香囊，就是透過香味來驅蟲殺菌。明朝著名的藥學大師李時珍在《本草綱目》中就曾經記載了數種具有殺菌治病功效的香草花卉，在清代醫學著作《理瀹駢文》中也有關於芳香養生法的記載：「七情之病，看花解悶，嗅香提神，聽曲消愁，有勝於服藥者矣。」由此可見，芳香療法古已有之。那麼它到底是如何達到養生治病的功效的呢？

科學原理

「琴養心」的音樂養生道理在戰國時期的古籍《樂記》中有所闡述：「凡音之起，由人心生也，物使之然也。」明代醫經《類經附翼》中解釋道：「樂者音之所由生也，其本在人心之感於物。」其意指，音樂會對人心產生影響，而心在中醫學中又是主宰人神志的主要器官，因此，快樂的音樂可使人精神振奮，而悲傷的音樂卻會令人悲傷不已，這是藉由外在事物來調節心理最直接的方法。

金代醫學家張從正便認為，精神抑鬱、情緒不舒所引發的疾病，可以「笙笛」、「琴奏」一類的音樂「良藥」來治療。音樂不僅是調劑生活的好幫手，同時也是調節人心的好工具。現代醫學也早已證實，音樂會影響內分泌、丘腦下部、神經系統，而音樂的力度、節奏等也會影響人的心理和精神。

芳香養生法是指使用自然界植物自然的香氣或植物萃取的香氣來養生治病，這種方法從遠古時期一直流傳至今。

它的原理是不同的香味對人體有不同的刺激作用。研究顯示，植物香味中的芳香物質透過聞嗅進入人體之後，能夠對神經系統、血液循環系統、內分泌系統等產生不同的作用，其養生功效也各有不同。

應用竅門

在使用音樂養生法、芳香養生法時，要注意以下事項：

★盡量選擇舒緩、動聽、悅耳的輕音樂來養生。

★過度激烈的搖滾樂、聽之令人悲傷的哀歌應盡量少聽。

★根據自身體質，選擇合適的香味進行芳香療法。

★若使用植物中萃取的精油進行芳香養生法，則要選取純度較高、製作精良的精油，以免精油中的雜質影響健康。

★芳香養生法每次進行時間不宜過長，否則香味長期刺激神經系統，可能會反而對健康不利。

養生小祕方

植物的養生功效

常見的植物中，薰衣草的香味具有殺菌、消炎、安神、鎮定的作用，對於失眠等神經系統症狀有良好的改善功效；玫瑰的香味則具有促進血液循環和抗抑鬱的功效；茉莉花的香味具有鎮定、提神，維護呼吸系統健康的作用；桂花的香味具有按摩腸胃、增進消化功能的作用；檀香具有鬆弛情緒、養神的作用；芒果和檸檬的香味都具有提神和抗疲勞的作用。

04 冬天先護腳，病魔不來找

諺語解讀

自古人們就十分注重足部的保養，早在遠古時期，寒冷的冬季裡人們就會以獸皮做的鞋來保護雙腳。隨著時代的發展，冬季護腳的方法也越來越多樣，到民國時，銅製的暖腳爐已十分流行，這種內部燃燒炭火的暖腳爐可供人踩踏，為足部提供足夠的溫度，避免凍傷。

冬季護腳到底有哪些好處，哪些方法最能護腳呢？

科學原理

在傳統醫學的理論中，足部匯集了人體全身的經絡，是氣血運行的必經之地，具有連通經絡的作用，是人體重要的部位，素有「第二心臟」之稱。如果足部受涼，那麼寒氣就會從足部沿著經絡進入體內，侵襲各個內臟器官，造成血管收縮，不但影響氣血的正常運行，還會導致器官功能受損，誘發疾病。冬季氣溫下降，地面溫度較低，足部是身體離地面最近的部位，最容易受到寒氣的侵襲；再加上足部距離心臟最遠，容易出現氣血運行障礙，保暖性較差，因此冬季特別要注意足部的保暖和養護。

應用竅門

研究顯示，冬季雙腳的最佳溫度是攝氏二十八度至三十度之間，要保持這個溫度可採取以下護腳方式：

熱水泡腳

以溫熱的水泡腳是最快速有效的暖腳護腳方法，泡腳時水應當淹過踝關節，能淹過小腿處最好，每次泡腳的時間以十至十五分鐘為宜，泡腳過程中若水變涼須隨時添加熱水。

足部按摩

冬季進行簡單的足部按摩可促進足部血液循環，增強其抗寒能力。按摩前先以右手抓住左腳的腳趾，順時針旋轉三十六次，逆時針旋轉三十六次；再以左手抓住右腳的腳趾，同樣順、逆時針個旋轉三十六次。之後搓熱雙手，以左手掌揉搓右腳心，右手掌揉搓左腳心，直到腳心發熱為止。

運動練腳

快步走可有效的刺激腳底經絡，產生護腳的作用。

養生小祕方

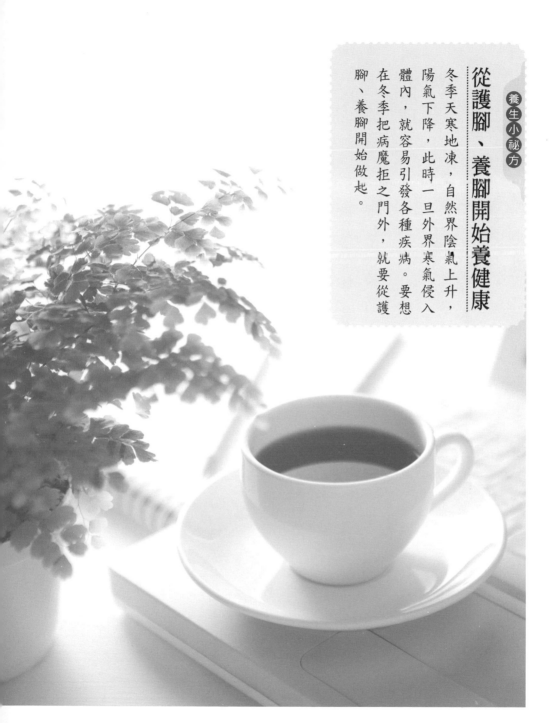

從護腳、養腳開始養健康

冬季天寒地凍，自然界陰氣上升，陽氣下降，此時一旦外界寒氣侵入體內，就容易引發各種疾病。要想在冬季把病魔拒之門外，就要從護腳、養腳開始做起。

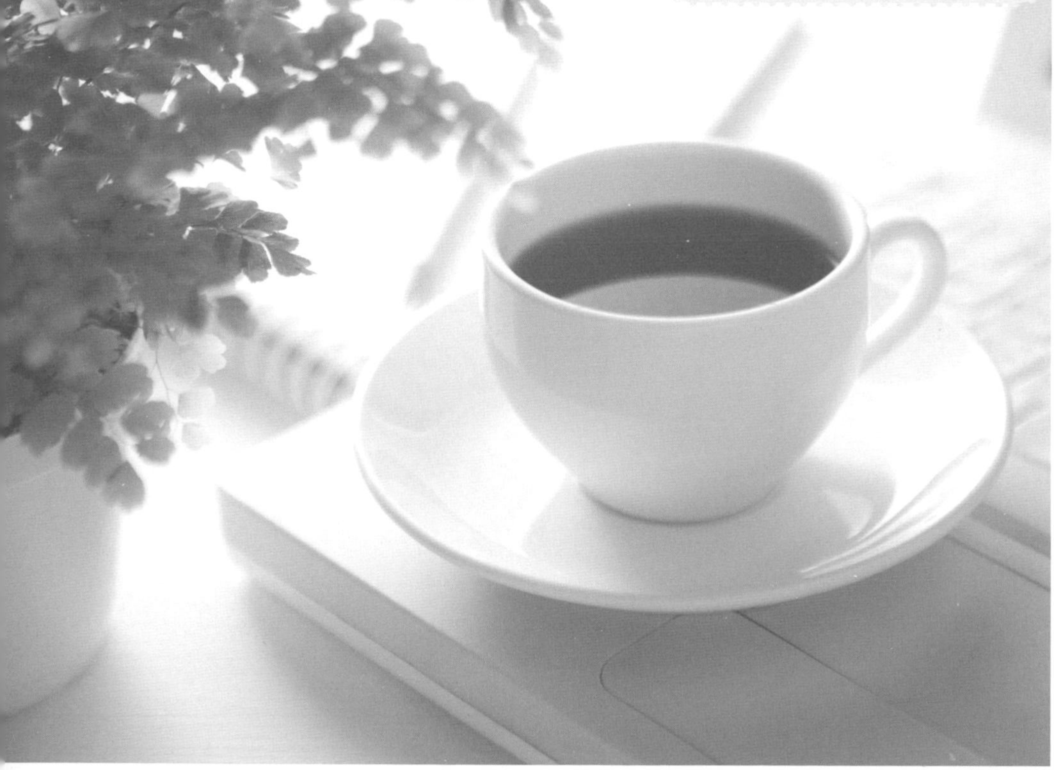

05 天天曬太陽，勝似吃藥方

諺語解讀

諺語中提出了曬太陽強身健體的方法，這與近年來歐美國家所流行的日光浴療法不謀而合。

在戰國時期的《列子．楊朱》中記載了宋國的一位農民透過曬太陽來強健體魄的故事，由此可見日光浴療法在古代早已有之。在中醫學的多種典籍中也能找到日光浴療法的記載，隋代的《巢氏病源》就曾提到常曬太陽可使兒童「血凝氣剛，肌肉硬密」，具有強健骨骼的作用；而清朝的《本草綱目拾遺》中對日光浴的好處描述得更為詳細，它提到「太陽火除濕止寒，舒經絡，痼冷，以體曝之，則血和而病去。冬月以舊帛曬，受陽氣，覆體，皆能卻疾。作醬日曬，受日氣多，人食之多補脾胃，久服長生，養生家有服日光法」。

科學原理

現代醫學的研究證明，曬太陽具有多種好處，首先曬太陽是人體獲得維生素D的主要管道。太陽的紫外線可為人體製造維持骨骼健康的重要元素——維生素D，進而強健骨骼。

其次，紫外線還具有殺菌的功效，曬太陽可有效去除身體上的細菌，預防疾病、增強免疫力。

此外，曬太陽還能刺激血液流通，促進人體新陳代謝，促進紅血球的分泌，提高人體造血功能等。

應用竅門

適當的曬太陽可提高人體免疫力，有益健康，但曬太陽也需要注意以下事項：

曬太陽的時間

最適宜曬太陽的時間為上午六點至十點和下午四點至五點，這兩個時段的陽光不是太強，可溫熱人體，有助於促進血液循環，提高免疫力。此外每次曬太陽的時間不宜超過一個小時，以免曬傷。

要曬身體哪兒？

進行日光浴時全身均可曬太陽，常曬頭頂和背部可提升人體陽氣，促進新陳代謝，曝曬四肢則有助於提高骨骼活力和強度。為了達到養生的效果，曬太陽時要注意避免穿著白色的衣服，以免反射陽光。因為紅色光波最長，穿著紅色系的衣服可大量吸收對皮膚有害的紫外線，所以，曬太陽時可選擇此類色系的衣服。

日光浴的科學飲食

進行日光浴前不宜食用芹菜、檸檬、香菜等感光性食物，否則會導致黑色素沉澱。曬太陽後需多喝水，也可多吃富含維生素C的食物，以抑制黑色素的形成。

養生小祕方

曬太陽提高免疫力

中醫學認為，曬太陽是溫補陽氣的最好方法之一，溫暖的陽光可驅除體內的寒氣，調節氣血的運行，幫助人體提升陽氣，因此適當的曬太陽可提高人體免疫力，增強抗病能力，「勝似吃藥方」。

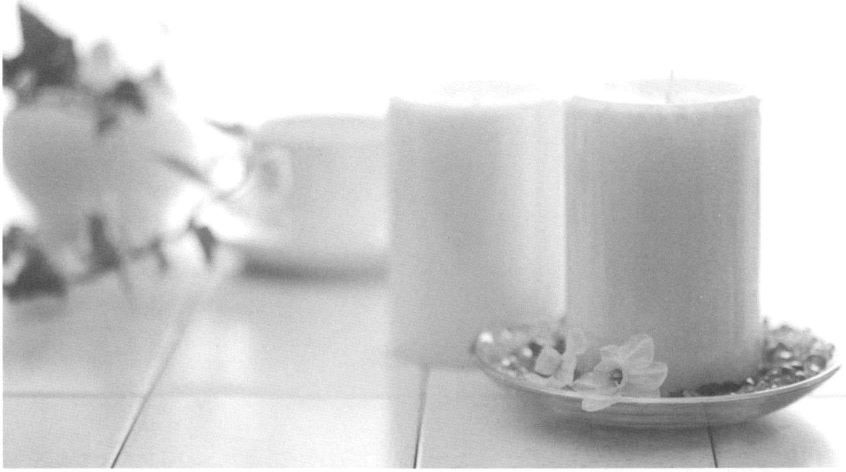

06 夏不露腹，冬不露肩

諺語解讀

這是一句關於衣著養生的諺語，它提到了特別需要注意保養的兩個部位：腹部和肩部。諺語中特別指出了夏季和冬季對肩腹部的保養，但事實上，這兩個部位的保暖和保養是一年四季都需要注意的。

古代，人們就十分注意這兩個部位的保養，在清朝曹庭棟所撰的《養生隨筆》中就分別提到了這兩個部位的保暖：「腰為五臟之總，故腹本喜暖」；「肺俞穴在背，《內經》曰『肺朝百脈，輸精於皮毛』。不可失寒暖之節。今俗有所謂背搭，護其背也。」此處提到的「背搭」，就是古代用來暖背的衣著。而為了保護腹部，古人還發明了肚兜作為夏日的睡衣，有些中醫師還會在肚兜內加入中藥來保養腹部。

科學原理

從中醫經絡的角度來說，肩部和腹部都十分容易受到寒氣的侵襲，致使寒氣進入體內，引發疾病，因此保養好

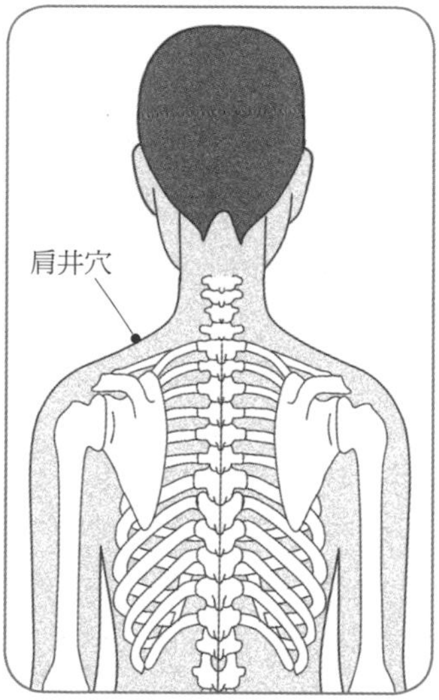

這兩個部位對於想要健康長壽的人來說十分重要。

人體大多數的內臟器官都位於腹部，如胃、腸道、肝、膽等，因此腹部的健康直接關係到這些臟器的健康，若是腹部受寒，就有可能導致腸胃功能失調，出現噁心、嘔吐、食欲不振等消化道症狀。

肩部則是連接人體頭部和胸部的部位，此處若受涼，導致血液循環障礙，就會造成體內氣血不暢，誘發疼痛、痠脹、疲勞等肌肉反應，嚴重的甚至可能引發頸肩疾病，如五十肩等。肩部的穴位主要有肩中穴、肩外穴、肩井穴、肩貞穴等，這些穴位是肩部經絡上氣血的出入點，透過肩部的保暖可保護這些穴位及其所在的膽經、大腸經、小腸經等經絡，維持體內氣血正常運行。

應用竅門

在日常生活中，要做好腹部和肩部的保暖就需要注意以下事項：

★注意氣候變化，及時增減衣物，不要穿露臍裝、露背裝等將肩部和腹部暴露在外的衣物，以免寒氣入侵。

★隨身攜帶絲巾、圍巾、披肩或其他的保暖用品，在空調房中將其覆蓋在腹部或肩部。

★受風著涼後應以洗熱水澡、以熱水袋熱敷等方法袪除寒氣。

★經常活動肩部，按摩腹部，避免久坐不動，維持全身氣血運行，有助於調節氣血，幫助身體禦寒。

養生小祕方

保護腹部是獲得健康的不二法門

從中醫的角度來說，任脈、腎經、肝經、膽經、胃經等五臟經絡都匯集在腹部，其上分布著關元穴、氣海穴、中極穴等可調節人體陽氣和氣血的重要穴位，因此保護腹部就等於保護了五臟六腑的經絡，也正是獲得健康的不二法門。

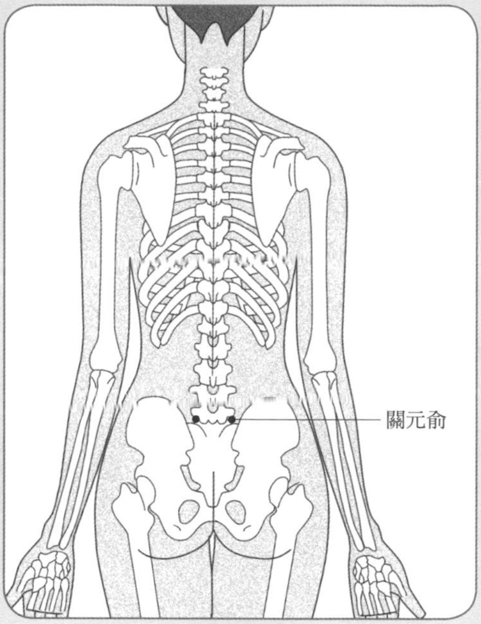

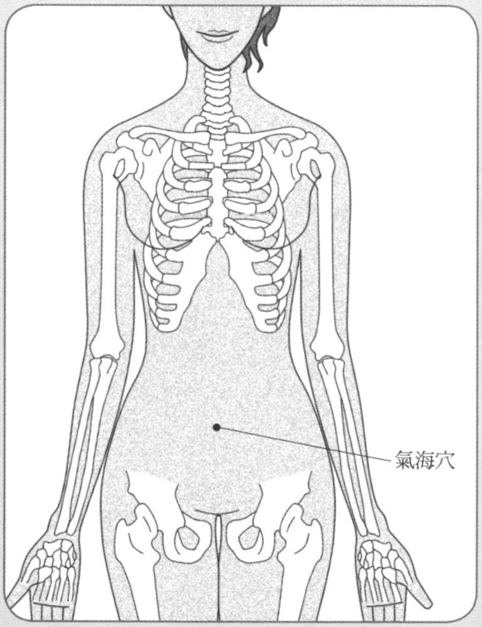

07 要想身體健，常灸足三里

諺語解讀

這句諺語中提到了一個重要的養生保健穴位——足三里，並提出了透過灸（艾灸）來保養的方法。足三里是屬於胃經的穴位，它位於人體膝下三寸的位置，在中醫的保健法中，對足三里進行艾灸的方法古已有之，在民間就有流傳艾灸一次足三里穴等於一次大補的說法。

唐朝著名醫家王燾在其所編著的醫學書籍《外臺祕要》中就曾提到「凡人年三十以上，若不灸足三里，則令人氣上眼暗，以三裡下氣」，明確指出了艾灸足三里對於成年人的好處。

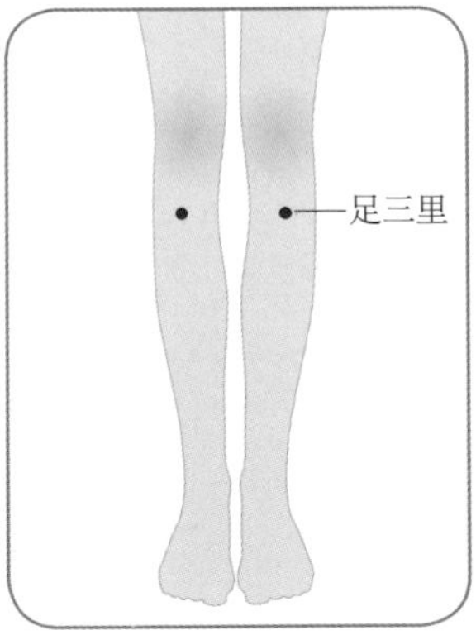

科學原理

中醫學認為刺激足三里具有調脾養胃、補益氣血、扶持正氣的作用，而艾灸該穴位更可祛除體內寒邪，止痛化瘀，提高人體免疫力，可謂是益處良多。

在西洋醫學的研究中，足三里也十分重要。研究顯示，對足三里艾灸一段時間之後，體內紅細胞的免疫功能會明顯提高，強化身體免疫力。同時，艾灸足三里也可改善人體新陳代謝、延緩衰老，預防心血管等血液疾病。

應用竅門

艾灸足三里好處多多，在艾灸的過程中有哪些注意事項呢？

找對足三里穴位

足三里穴位於膝下三寸處，將四指併攏，距膝蓋眼下方四橫指處即為該穴，按壓會有痠麻脹痛。

艾灸時間

艾灸時將艾條對準足三里穴，距離二到三公分進行薰蒸，每次艾灸時間以十到十五分鐘為宜。

注意這些禁忌

在疲勞、飢餓、過飽、酒後、情緒不穩時不宜進行艾灸，女性生理期間也不宜。艾灸後不可立即洗澡，不可吹風，也不可將艾灸部位暴露在冷空氣中，要及時保暖。

養生小祕方

脾胃健康才能使人體維持正常運作

足三里是「足陽明胃經」的重要穴位，透過刺激它，可調節腸胃氣血運行，產生調脾和胃、促進消化道健康的作用。又由於脾胃是人體先天之本，具有消化和吸收的重要功能，因此脾胃健康才能使人氣血充足，使五臟六腑獲得充足的養分供應。

08 好吃不癡脹，癡脹傷五臟

諺語解讀

諺語中的「癡」其實是指「過度飲食」，即我們平日裡所說的暴飲暴食、吃得過飽、糧食過於精細、肉食過膩，諸如此類，都是「癡」的表現。而諺語之意則指，好吃但不可過度飲食，飲食過度會使人體心、肝、脾、肺、腎五個臟器受到損傷，一旦五臟受損，便會使精、氣、血、津液、神的生化和儲藏受到影響，從而傷害到人體健康。

這句諺語所指的是飲食不當的壞處，飲食應有所節制，視自己的需求適可而止。這一養生觀點古代的中醫專家已有主張：唐朝醫學家孫思邈在《攝養枕中方》便曾經告誡世人：「萬病橫生，年命橫夭，多由飲食之患。」如果飲食不當，便會招來各種疾病，甚至會使人短命夭折。而清代名醫徐大椿則以用兵為喻，具體地指出飲食不當的危害：「古人好服食者，必生奇疾，猶之好戰勝者，必有奇殃。」常飲食過量者，必會生出奇病，就如同好戰求勝者，必會有奇禍一般。

科學原理

《內經．素問》被稱為「醫書始祖」，書中曾明確指出飲食過度的危害：「飲食自倍，腸胃乃傷。」過度飲食，會使腸胃受到傷害，當供給身體能量的器官受到損傷時，五臟便難免受累。

中醫有語：「五味之過，疾病蜂起。」五味是指雞、鴨、魚、肉、精米細糧，這些美味可口的食物經過了油炒、煎炸、火燉、熏烤以後，若是攝取過多，便會因為內熱過重而導致熱毒、痰熱、瘡瘍等各種疾病，甚至有可能引發消渴、癰腫等惡疾。這一說法在現代醫學中也被證實：多食精細、美味的食物，容易導致或引發高脂血症、糖尿病、肥胖症、高血壓、冠心病、動脈硬化等疾病。

另外，「癡脹」也往往會導致偏食，進一步使體內營養不均衡，引發新陳代謝失調、細胞免疫功能下降，進而誘發多種疾病。

《黃帝內經》對飲食過度的危害也有所描述，並主張食非過益、貴在能節，因此，在長壽祕訣中，有「飲食有節」一項。節制飲食不僅可增強體質，同時對養生也大為有益。

應用方法

節制飲食

日常飲食應有所節制，不可過飽，要少吃、不貪吃，三餐保持「八分飽」的狀態。

不可偏食

平日膳食應調配適宜，主食應注意粗細糧混合，副食也應葷素搭配，肉類與蔬菜等各種營養都均衡攝取。

飢渴時緩慢進食

古語有云：「大飢勿飽食，大渴勿過飲。」因此，當飢渴難耐時，應緩緩飲水、慢慢進食，以避免飢不擇食、渴不擇飲。

定量進食

一次進食量過大，會使胃部負擔突然加重，而引發嘔吐、腹脹、胃痛等症狀，而吃飯定量對於維持腸胃的正常功能、使其規律運作極為重要。

多樣化飲食

每一種食品所含有的營養成分都不同，再加上現代飲食中經常添加化學原料等有害成分，因此平日飲食應盡量多樣化，這樣不但有助於攝取到均衡的營養，更可使飲食危害稀釋到最低。

養生小祕方

半飢餓狀態有效促進人體調節功能

現代醫學認為，當人體處於半飢餓狀態時，內分泌、自主神經便可受到良性的刺激，而有效促進人體調節功能，維持體內環境的均衡與穩定，調節神經系統、增強免疫力。

09 朝喝鹽水如參湯，晚喝鹽水如砒霜

諺語解讀

俗話說「一鹽調百味」，食鹽是日常生活的必需品，但在中醫中，它也是一味由來已久的保健食品，正如諺語中所說，淡鹽水如果喝對了就可具有喝「參湯」一般的效果。

相傳，食鹽是神農氏的臣子宿沙所發現的，他熬煮海水，製成了紅、白、青、黑等各色的結晶物，而這個結晶物就是鹽。鹽不僅是重要的調味品，也具有一定的藥用價值。

食鹽吃對了可強身保健，但若是食用不當則可能反過來危害健康。要如何吃才科學呢？

科學原理

現代醫學證明，食鹽的主要成分氯化鈉是人體成長所必需的一種營養物質，它是維持體液平衡的必需品，同時還具有促進胃液分泌、泌尿功能正常運作的作用。

但需要注意的是，淡鹽水中鈉離子和鉀離子含量較高，若是過量飲用就會造成腎臟的負擔，導致體內新陳代謝減慢，尤其是夜間，由於人體消化吸收較慢，喝下的淡鹽水無法及時被吸收，就會反過來危害健康。

應用竅門

淡鹽水何時飲？

淡鹽水不宜每日飲用，而適宜在天氣炎熱、出汗較多的夏天飲用，可補充體內因流汗而損耗的離子。此外，也應在清晨空腹飲用，切不可在夜間飲用。

看看你是不適合淡鹽水？

淡鹽水十分適宜罹患低血壓、腹瀉的患者及出汗較多者如體力工作者等在清晨飲用。而有高血壓、高血脂、高血糖三高症狀的人及胃病患者則不可飲用，以免加重症狀。

養生小祕方

適量飲用淡鹽水具有多種養生保健功效

適量飲用淡鹽水具有多種養生保健功效，首先它可保護喉嚨，消毒殺菌，預防和緩解因發炎而引起的喉嚨腫痛；其次，早上起床後空腹飲用淡鹽水可清除口臭，平衡體內的酸鹼值，幫助身體排毒，增進食欲、促進消化和吸收；而早上喝的淡鹽水還能被人體迅速吸收，產生稀釋血液、預防心血管疾病的作用；此外，其消毒殺菌作用也可清熱消炎，預防口腔蛀牙。

10 早睡早起貪睡無益，勞逸適當作息有律

諺語解讀

這是中國一句最常見的養生諺語：早睡早起、勞逸結合、規律的作息對養生大為有益；過分貪睡、過於勞累或過度閒逸、作息不當對於身體則有較大的損害。

其實，早睡早起、規律作息所追求的是達到「治身如治國」的養生效果。東晉醫藥學家葛洪在《抱朴子內篇．地真》中曾經對此具體解釋：勞逸適當正是為了養好氣、血、神，而「神」如身體之國君，「氣」如身體之百姓，「血」則如同群臣一般。其實，勞逸結合來養神這一理論出自於中國歷史上著名的軍事家諸葛亮，他曾經說過：「夫治國猶如治身，治身之道，務在養神。」在他看來，仁人志士是安邦治國的根本，而勞逸結合、按時作息以養神蓄氣則是延年益壽的關鍵。

但諸葛亮自己在五十四歲便去世了，究其死因，其對手司馬懿可謂一語中的，那就是「食少事繁，焉能久乎！」若純粹從養生的角度來看，他晚睡早起、過度勞累、不當的作息導致積勞成疾，氣血虧耗，最後必然使死亡與衰老加速到來。

科學原理

勞逸結合、作息規律方能長壽。古代養生學家一向講究「早臥早起，與雞俱興」，即早睡早起時間應與雞叫撲翅時間相當。

當然，另一方面，過多的睡眠對身體也是有害的，中醫經典《黃帝內經》很早便認識到這一點，並提出了「五傷」之說：「久視傷血，久臥傷氣，久坐傷肉，久立傷骨，久行傷筋。」而其中的「久臥傷氣」指的就是貪睡會傷及人體之氣。

早起早睡、作息有律的目的就在於避免「過逸成恙」。一個人若是過於閒散、安逸，其實與過度操勞、作息不當對身體所產生的負面效果是相同的：它們都會使體內氣血的正常活動受到影響，進而產生一系列的病理變化而導致「逸傷」。因此，不管是休息還是勞動都應適當，不可一味地過度疲勞與過度休閒，更不能不顧忌自己的身體狀況強行勞動。而這一主張，在唐代醫學家孫思邈的《千金要方》中早已講明：「常欲小勞，但莫大疲及強所不能堪耳。」

應用方法

晚間不可過度操勞

許多人越來越愛熬夜，但事實上，「晚睡」並非不可，但最晚不應超過十一點，一旦超過十一點，便會使人體氣血循環受到影響，同時更不利於五臟的養生，對健康極為有害。

恰當規定睡眠時間

醫學研究認為，成人每日需要七至八小時的睡眠時間，正常的早起時間應在早上五至七點之間；若需要確保八小時睡眠時間，早起時間應在六至八點間，此時剛好是陽氣初升且最旺盛之時。

避免過度勞累

平日生活中，應避免使自己長期處於「超負荷運轉」的狀態下，而是應根據自己的情況，調整生活步調，建立新的生活規律。

早起參與運動

早起之後，應根據自己的愛好運動鍛鍊身體。早晨時分的新鮮空氣可消除睡眠後頭腦的不清楚狀態，更能夠令身體各個器官充分地活動起來，使精神更加充沛、頭腦更加靈敏。不過運動時間應控制在三十分鐘左右，以防勞累過度，使一整天的工作受到影響。

養生小祕方

早起早睡身體好

早起可使整晚淤積在肺部的肺氣得以舒展，而早睡則可順應陰陽之流動，在充分吸收陽氣之後，又防止陰精外泄。

11 四季不離蒜，不用去醫院

諺語解讀

大蒜是日常生活中常用的調味品，在中醫藥學中，它同時也是十分適宜常年食用的養生之物，經常食用可提高身體免疫力，增加抗病性。

大蒜原產於歐洲和中亞地帶，漢朝時經張騫從西域引進，在中原流傳開來，並十分盛行。在記錄唐朝風俗佚事的書籍《廣古今五行記》中就有一個關於食蒜的記載：相傳唐朝有一雲遊者前往一大戶人家求食，但聽聞其家無蒜可佐食後曰：「蒜即盡，不可更往。」而後飄然離去。由此可見蒜在古人的心目中是十分重要的佐料。

科學原理

在中醫藥學中，大蒜味辛、性溫熱，入脾、胃、肺等經，具有去寒濕、消腫、和脾胃、化積食物、殺菌、解毒、驅蟲的功效。

科學家們同時發現，大蒜中的特殊成分與維生素結合之後可形成一種叫做蒜硫胺素的物質，它可促進人體吸收的葡萄糖不斷分解，具有為人體提供能量、緩解疲勞的作用。大蒜還可促進新陳代謝、提高免疫力、延緩衰老，也可有效的維持血管活性，保護血管健康，預防高血壓、腦血栓等心血管疾病。

此外，大蒜還可保護肝臟，阻斷亞硝酸胺等致癌物質的合成，具有抗癌和防癌的功效，是健康的好幫手。

應用竅門

吃蒜好處良多，但吃大蒜也有諸多禁忌，且由於大蒜獨特的味道使很多人無法接受，因此在進食時有一些小訣竅：

幾類人不適宜食用

患有眼疾、肝臟疾病及腹瀉的患者不適宜大量食用大蒜，否則可能會導致症狀加重。此外，若是已經罹患重病、正在服藥，也不適宜食用大蒜，可能會影響藥效。

如何吃大蒜才最營養

大蒜中的獨特殺菌成分在攝氏三十七度左右時最能發揮作用，因此大蒜不適宜高溫烹煮。此外，大蒜也不宜長期醃製，以免破壞其營養成分。

怎樣消除大蒜的「氣味」

大蒜與富含蛋白質的物質一起食用，如牛奶、豆製品等，可減弱其獨特的氣味。食用大蒜之後，再吃點醋、茶水、口香糖、紅棗等也可清除其氣味。

養生小祕方

大蒜殺菌功效顯著

現代醫學家分析大蒜成分之後證明，大蒜中含有多種人體所需的胺基酸、酶和肽類成分，最特別的是大蒜素，它是一種非常有效的殺菌物質，能夠在極短的時間內殺死流感菌、大腸桿菌等人體常見的有害菌，殺菌功效顯著。

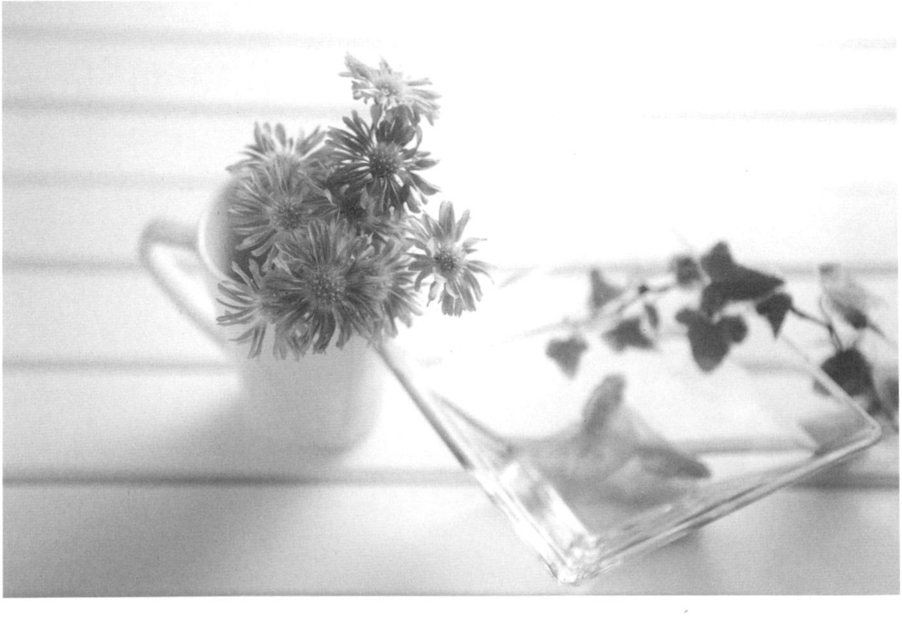

12 濃茶傷五內，隔夜茶水害脾胃

諺語解讀

以茶養生是中國獨特的養生文化之一，透過飲茶可清腸潤胃、排毒養顏、促進健康，但這其中也有一些養生禁忌，諺語提到的就是茶養生中最重要的兩項禁忌：不可喝濃茶和隔夜茶。

在歌手張敬軒的歌曲《隔夜茶》中，著名的作詞人林夕曾這樣描述隔夜茶：「水開了要盡快飲，多泡幾秒也就變質……熱茶冷掉再沒有快感，誰將它喝掉，未曾話傷心都會傷身。」這樣的描述並非是藝術誇張手法，隔夜茶的確會由於「變質」而「傷身」。

科學原理

濃茶之所以會傷人，主要是由於其中過濃的茶鹼和咖啡因對於人體的刺激作用，這種刺激會影響到腸胃的運作，引發消化不良、腹痛、腹脹等症狀；而濃茶中的咖啡因則會造成心臟的負擔，使人出現心慌、心悸、失眠、心跳加快等症狀，也可能會誘發頻尿、尿急的症狀，加重腎臟的負擔；此外，濃茶中的鞣酸會與鐵質結合，形成人體無法吸收的物質，因此若茶水過濃，就會影響人體對鐵質的吸收，造成缺鐵性貧血等症，危害健康。

隔夜茶則是由於長期放置，導致其中的營養成分如蛋白質等，成為細菌的良好滋生環境，若飲用就會造成健康的隱憂。此外，過度浸泡的茶葉會使其中所有的營養成分完全釋放，因此咖啡因、鞣酸等物質含量也超過普通的茶葉，飲用就會造成腸胃損傷。

應用竅門

除了諺語中提到的兩項飲茶禁忌之外，想要透過飲茶來養生還需要做到以下幾點：

★不用過熱的水沖泡：茶葉中的一些營養成分，如維生素C等在高溫下會遭到破壞，因此泡茶時不宜用滾燙的沸水，以攝氏七十至八十度左右的溫水為宜。

★忌空腹飲茶：空腹飲茶會刺激腸胃，抑制胃液的分泌，影響正常的消化功能。

★飲茶不過量：飲茶養生須循序漸進，通常來說，每日飲茶以不超過一杯為宜。

★患病不飲茶：若罹患胃潰瘍、貧血、尿結石等疾病不可飲茶，以免加重疾病。

養生小祕方

淡茶溫飲最養人

對於飲茶，古人曾有「淡茶溫飲最養人」的說法，想要飲茶來養生，還需要飲對茶。濃茶和隔夜茶中的咖啡因及茶鹼等成分會刺激人體，造成內臟負擔，對養生不利，必須避免。

13 飯後千步走，常以手旋腹

諺語解讀

諺語所講的是飯後養生的方法：飯後散步與旋腹，有益於食物消化，其中飯後散步是廣為人知的日常養生之道，而旋腹則並不十分普及，但事實上，以手旋腹不僅同樣簡便易行，而且對促進食物消化更有奇效。

醫聖孫思邈便曾經提出過：「每食訖，以手摩面及腹，令津液通流。」每次用餐完畢，以手按摩腹部數百次，便可使全身血液通暢，可「令人能飲食，無百病」。而孫思邈本人便是因為畢生採用這樣的養生方法，才使自己身無病、壽過百。

科學原理

飯後養生在中國道家早有理論，道教經典《仙術祕庫》中有云：「斜陽依山，人影在地，晚風徐來，林鳥將歸，當斯時也，沿溪澗而散步，扶孤松以桓盤，聽流泉之清音，尋怪石之奇形。於是意和情適，心曠神怡，此暮時行禪養生法也。」

美國醫學專家也認為，飯後散步或從事其他運動，可提高肺活量，使身體組織獲得較多的氧氣，身體便不易發生「飯後疲憊」的現象。

另一方面，飯後揉腹，對於促進脾胃健康更是益處多多。脾胃是人體運化水穀的臟器，食物消化與營養吸收都需要靠脾胃完成。脾胃強則身體壯，脾胃弱則身體虛。揉腹可使脾胃的分泌功能變得活躍，增強對食物的消化、吸收與排泄，促進大小腸的蠕動，減少與消除便祕。同時，揉腹還能夠促進胃腸道黏膜分泌出更多的前列腺素，可有效抑制胃酸分泌，降低消化性潰瘍的發生率。

應用竅門

飯後養生並不難，下面便是簡單易行的飯後養生方法：

飯後千步走

用餐半小時後，慢慢走動能促進胃腸消化液的分泌與食物消化，但不可急步快走；

飯後巧揉腹

揉腹法的具體步驟如下：

★第一步：雙手互相摩擦生熱之後平放在肚臍之上，用手掌的餘熱溫熱腹部；

★第二步：由肚臍開始，手掌順時針按揉腹部，不斷向外擴張，直到按揉整個腹部為止；

★第三步：再次從肚臍開始，逆時針按揉腹部，方法同前，直到按揉整個腹部。

飯後靜坐或聽音樂

飯後聽一些柔和輕快、明爽動人的音樂或是在賞心悅目的環境中靜坐，皆可促進消化功能。

飯後漱口

飯後漱口可保持口腔清潔與濕潤，增強味覺功能，更能有效預防口腔疾病、保護牙齒。

養生小祕方

餐後散步對於養生有幫助

餐後到戶外風景優美的地方去散步，對於養生、強健體魄有極大的幫助。而飯後揉腹，不僅能促進消化，同時還可防止積食、消化不良等現象。

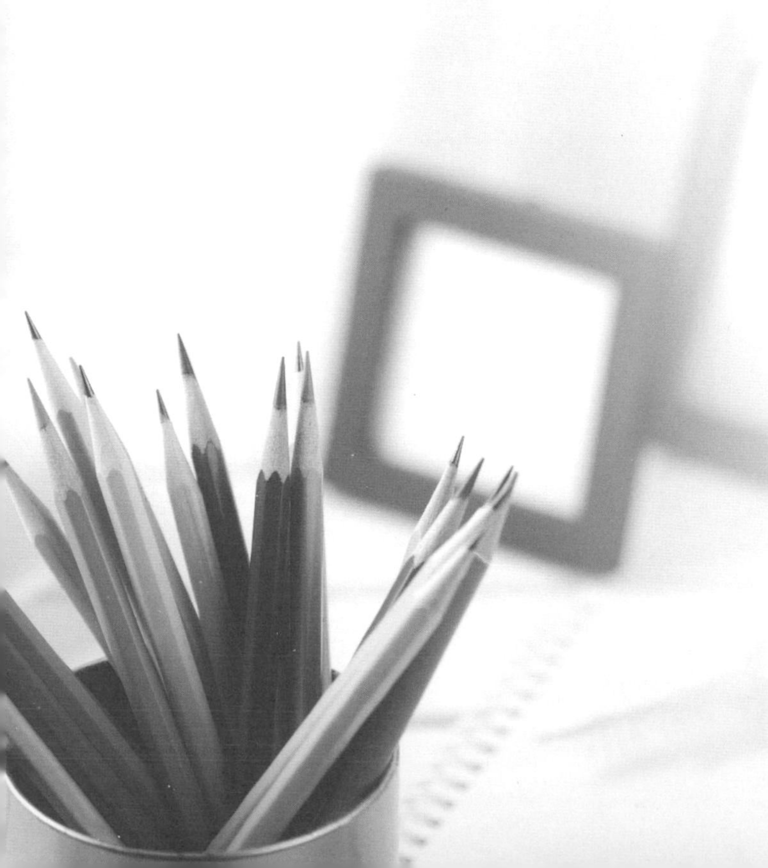

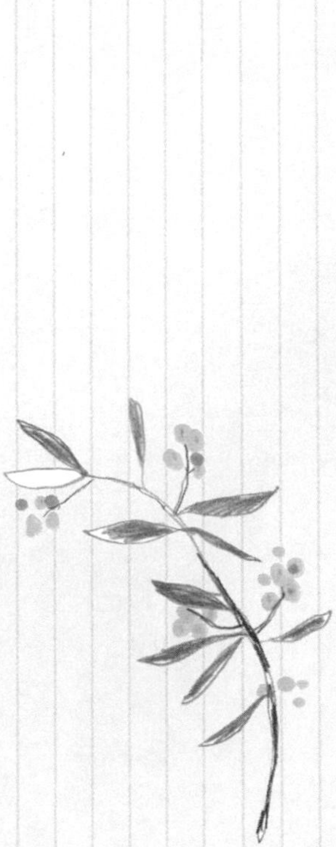

第3章

讀諺語，調氣血

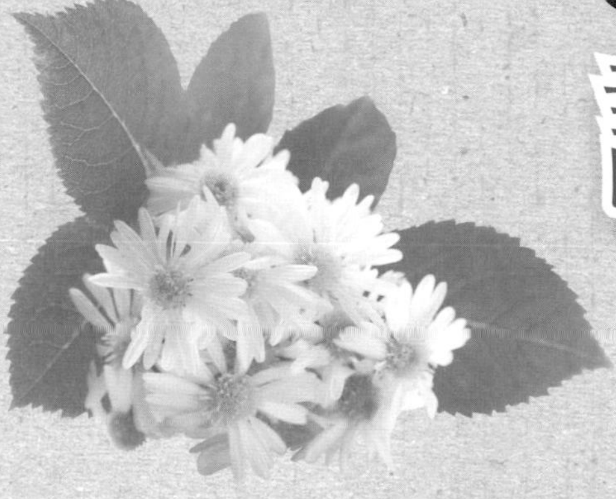

陰主「靜」，陰極盛傷及陽氣之後會出現陰盛陽虛的體質，導致怕冷、手腳易冰涼、乏力、易困等症狀。陰盛陽虛通常是由於勞累過度、熱量不足、能量耗費過度等所引起，諺語中提到的大喜過度會傷及心臟，進而影響氣血運行，造成陽虛陰盛的情況。

陰陽兩虛是指人體虛弱過度、氣血運行紊亂、氣血嚴重不足、精力減退的生理狀態，此時身體免疫力低下，易罹患多種疾病。

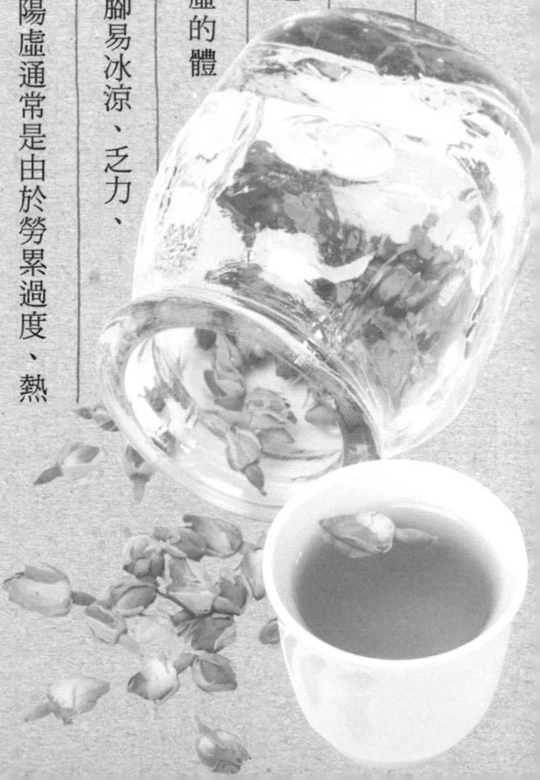

01 要想一身輕鬆，營養均衡氣血通

諺語解讀

在中醫的理論中，人要想健康，除了氣血充足之外，還需要氣血通暢，就是諺語中提到的「氣血通」。

在武俠小說中，武林高手們最常用的手法之一就是「點穴」，被點穴的人不但不能動彈，甚至可能出現各種奇怪的反應，如大笑不止、全身搔癢不已或無法說話等。中醫學認為，穴位是人體氣血出入的通道，點穴的原理正是透過刺激特定的穴位來阻撓或改變氣血的正常運行，進而影響身體的活動。雖說眾多小說所描述的點穴反應均有誇張，但點穴使得氣血不通，進而影響正常生理活動卻是有科學依據的。

科學原理

在中醫的理論中，氣血沿著經絡運行就像是河流沿著河道運行一樣，以推動身體各個器官正常運轉，若是運行受到阻礙，氣血不通，就會引起很多症狀，久而久之，無法流通的「血」就會凝集瘀滯，這種情形在中醫學中就叫做「氣滯血瘀」。

應用竅門

若想使氣血通暢，就需要保持心情舒暢，避免不良情緒對氣血產生負面影響，同時要加強運動，避免久坐、久立而阻礙氣血的運行。一旦出現氣滯血瘀的症狀，就需要通氣活血。

具有通氣活血功效的食物有白蘿蔔、柑橘、生薑、丁香、杏仁（降肺氣）、蔥、茉莉花茶、玫瑰花茶、豆製品、A菜（補陰）、銀杏、山楂等；出現氣血不通症狀的人不宜食用栗子、蛋黃、甜食、油炸食品等食物，避免增加血液濃度，加重血瘀症狀。

養生小祕方

氣滯血瘀引起不適

導致氣滯血瘀的主要原因是不良情緒、外感寒邪及體內火氣過盛、肝氣鬱結等，因為「氣」的運行不暢所引起的，一旦出現胸悶、氣短、心慌、暴躁等症狀，就代表體內的氣血運行已經出現障礙，若是任其發展，就會形成「血瘀」，進而出現胸痛、抑鬱、腹痛、無名腫塊及月經不調、經痛等症狀。

02 人有三寶：氣、血、精

諺語解讀

這句諺語提到了中醫養生中十分重要的「氣血」概念，它指出，人想要獲得健康和長壽，必須保護好這三個先天之本。

在傳統的線上遊戲《仙劍奇俠傳》中，所有的人物都必須靠氣、血等來維持，若是氣、血全滿，則人物戰鬥力旺盛、抵禦力高；若是氣血較低，則人物的戰鬥力和抵禦力也均較低。這種設定不僅僅是為了娛樂性的需要，也具有一定的中醫依據。在《黃帝內經》中就有「人之生以氣血為本」的記載，氣血是否旺盛是判斷一個人生命力是否完全的重要依據，與同遊戲中的設定頗為相似。

科學原理

中醫學認為，氣和血是人體的先天之本，它們互相依存又各司其職，共同維持了人體的生命力。在中醫理論中，「氣」具有推動作用，推動人生長發育，推動身體內各個器官的新陳代謝，推動體內臟腑的正常運作，同時也推動體內營養成分的運輸，可說「氣」是人體的動力來源。

而中醫學中的「血」也不僅僅是西醫指的血液，不僅具有運輸營養物質的功能，還有「滋養」

功能，可說，體內所有的器官都需要血的滋養才能維持健康，而皮膚、毛髮等外在特徵也需要靠血的滋養才能維持年輕。因此若是「血」弱，那麼不僅身體會受到影響，表皮肌膚中也會顯現出來。

應用竅門

氣血精充足是健康的重要象徵，而補充氣血最好的方法莫過於以下三種：

食補

氣血除了由先天得來之外，最有效的補充方法就是食補，常見的良好補氣補血食物有：紅棗、紅糖、龍眼、木耳、胡蘿蔔、黑芝麻、核桃、山楂、玫瑰花茶、枸杞、山藥、阿膠、何首烏、靈芝、黨參等，常食用可改善人體氣血狀況，補益氣血，強身健體。

規律生活

不偏食、不熬夜、不吃零食、戒菸少酒、節制性生活，使自己養成符合健康原則的生活方式，確保自己有充足的體力與睡眠，並做到起居有時、勞逸結合，便可促進養氣、補血、生精。

保持樂觀

開朗的性格、快樂的心情，不僅可使身體的免疫力大大提高，同時更有利於身心健康，能促進骨骼的造血功能，進而補益氣血。

養生小祕方

人體最重要的就是氣血

中醫學認為，人體是由氣、血、精、骨所維持的，又認為「血即精之屬」，因此對於人體來說，最重要的就是氣血。

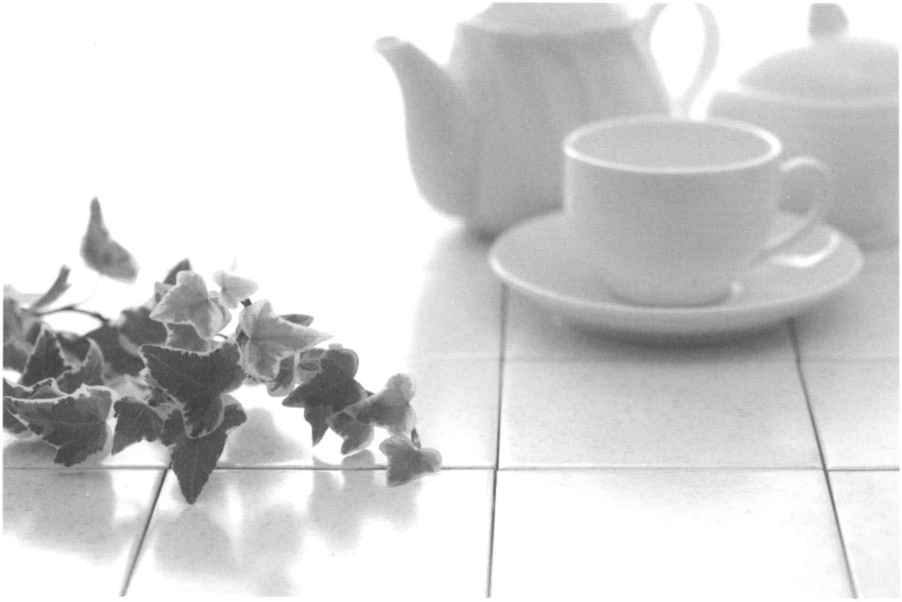

03 精神不適則愚，血脈不適則病

諺語解讀

諺語中提到了「血脈」這個中醫的概念，及與健康的重要關聯。「血脈」是指氣血運行的脈絡，在中醫學中，關於它的記載很多，在《後漢書．方術傳下．華佗》中提到「動搖則穀氣得消，血脈流通，病不得生」，《呂氏春秋．達鬱》中說：「血脈欲其通也，筋骨欲其固也。」

科學原理

「脈」是指氣血運行的通道，從現代醫學的角度來說，就是指血液循環系統。它的主要功能是為人體各個器官提供養分和能量，滋養各個器官，確保其運作正常，同時維持了人體的營養代謝和津液循環。若是血脈健康，則五臟六腑營養均衡，若是血脈的運行出現問題，就會影響身體的營養代謝，從中醫的角度來說就會造成氣滯血瘀、脈氣瘀滯、虛氣滯留等現象，進而引發腎精不足、心氣減弱等症狀。從西醫的角度來說，血脈不適則會誘發各種血液疾病和心臟疾病，如冠心病、高血壓、動脈硬化等，也有可能誘發腎臟疾病和風濕類疾病。

應用竅門

想要在日常生活中透過簡單的動作達到提神通血的功效，可參考以下方法：

乾柑橘皮泡澡

柑橘的果皮在曬乾以後會產生一種能夠消除疲勞的揮發油，洗澡前放一些在水中，可使全身的微血管受到良性刺激，加速身體血液循環，更能提振精神。

叩腳跟

腳是人體的第二心臟，空閒時，將兩腳跟內側相互輕輕碰撞二十至三十次，直至感到腳跟微熱。此法可有效促進全身血液循環。

按摩腋窩

腋窩是全身上下神經、淋巴與血管最多的地方，按摩腋窩可促進血液循環，更能使全身器官獲得充分的氧氣與養分交換，使大腦、心臟、肺部皆受益。

養生小祕方

血脈與健康的關聯

自古人們就認識到血脈與健康的關聯。對於人體來說，氣血運行以提供能量，而血脈則如同人體的「運糧道」一般，正如眾多軍事典籍中所強調的，「運糧道」是兵家必爭之地，保持運糧道的暢通無阻十分重要，血脈也是如此。

04 四時百病，胃氣為本

諺語解讀

這句諺語強調了「胃氣」在生命活動中的重要性，是體質的根本，只有胃氣強才能抵抗各種疾病。

諺語中的「胃氣為本」出自金朝李杲所著的《脾胃論．飲食勞倦所傷始為熱中論》。事實上，自古中醫師們就十分注重對胃氣的保養，在《黃帝內經．素問》中就曾有「胃者平人之常氣也，人無胃氣曰逆，逆者死」的記載，強調了胃氣對於健康的意義。在明朝中醫師張景岳的《景岳全書．論脾胃》中更是詳細論述了胃氣的重要性：「胃氣之關於人者，無所不至，即臟腑、聲色、脈候、形體，無不皆有胃氣。胃氣若失，便是凶候。」

科學原理

胃氣不足，則進入人體的食物不能充分被消化吸收，反而在腸胃中堆積，就會出現消化不良、食欲不振等症，而各個器官就不能得到充足的養分，免疫力便會降低。相反，若是胃氣過盛，就會出現噁心、打嗝、胃液逆流等腸胃症狀，也可能會伴有腹部疼痛等身體反應。在這種情況下，食物也不能被完全轉化為營養素，不僅造成營養浪費，還會誘發胃炎、胃潰瘍等腸胃疾病。

應用竅門

如何判斷自己胃氣是否平和？

中醫認為，舌苔是由胃氣所生，因此觀察舌苔可判斷胃氣是否充足。健康人的舌苔為一層薄薄的白色，若是胃氣不足則舌苔顏色較淡甚至沒有舌苔，若舌苔顏色為灰色、黃色、淡綠色等異常顏色，就代表胃腸中濕熱過多，胃氣過盛。

如何保護胃氣

胃氣是脾胃功能的綜合表現，保養胃氣最重要的方法是做到飲食有節，定時定量，不過飲過食；其次，要吃熱食，寒涼食物會損傷胃氣，因避免過食；此外，清晨是人體氣血重新活躍的時段，因此早餐對於保養胃氣十分重要。

養生小祕方

胃氣平和是人體各種生理活動正常的主要關鍵

「胃氣」是中醫理論特有的概念，它包含了胃、脾、腸等消化器官的功能，是氣血生化之源，胃氣是否平和是人體的各種生理活動是否正常的主要關鍵，胃氣充足的人消化吸收能力較強，精力充沛，身強體壯，免疫力高，不易被疾病所侵襲。

05 省言語以養氣，戒嗔怒以養血

諺語解讀

這句諺語提到的是日常生活習慣對於人體氣血的影響，在儒學經典《論語》中對於君子有「敏於行而納於言」的要求，從中醫學的角度來說，少言也有一定養生意義。

中醫學認為「多言傷氣」，因此要保養氣血就要做到省言語，在宋朝醫學家陳直的養生論著中就把「少言語，內養氣」排在養生習慣的第一位。而「嗔」則是佛教中的「三毒」之一，被認為對於人體身心健康的破壞極大，中醫學也認為嗔怒會「傷血」，因此避免嗔怒可保養氣血。

科學原理

說話不僅僅是簡單的嘴部活動，人在說話時，中樞神經系統、呼吸系統都處於興奮的狀態，說話過多會耗費過多的精力，會造成神經系統、呼吸系統的疲勞，因而傷氣。

而嗔怒則會直接影響肝臟的正常運行，也即是中醫所提到的「怒傷肝」。肝臟具有藏血、養血、調節血液分布的作用，若是肝臟不適，身體的血液循環也會受到影響，進而影響人體氣血。

應用竅門

想要做到「少言語」和「戒嗔怒」，應參考以下準則來處世與生活：

恰當沉默

當你遇到自己不知道、不懂的事情時，謹慎自己的言語，不僅可提升你在他人心目中的形象，更能使自己減少生氣的機會。

改變想法

與他人發生爭執時，不應把自己歸為無辜的一方，更不應怪罪對方，因為他人有言論的自由。將爭執當成一種溝通方式，你的內心會平靜很多。

數到十再說話

即將發火的當下，不如讓自己在心裡先數十下；此方法雖然簡單，卻能有效幫助你控制怒火。

更有智慧地生活

憤怒就如同自己喝毒藥而指望別人痛苦，當你變更有智慧、更理性時，你就會更少嗔怒。

養生小祕方

生活習慣對健康的影響極大

中醫學認為，生活習慣對於健康的影響極大，「少言語」和「戒嗔怒」正是對健康有益的良好生活習慣。

06 隨手揉腹一百遍，通和氣血裨神元

諺語解讀

該諺語中的「揉腹」其實就是指以手對腹部來回按摩，按摩的範圍包括腹部、腹腔，並使力道深入至腹腔中的內臟。「揉腹」是一種傳統的養生保健方法，具有深刻的中醫原理。中醫認為，腹部是人體「五臟六腑之官城，陰陽源」，內臟功能在於生氣血，經絡則運輸氣血，而四肢百骸想要正常運轉也需要氣血，因此，經常規律的按摩腹部，便能夠調整四肢百骸、經絡臟腑。

諺語中的「揉腹」一百遍，並非每日、每次真的按摩腹部一百次，而是經常揉腹。日常生活中，因為勞動過度，往往會導致脾胃運作失常，進一步形成內傷，而常常做揉腹動作，就可使全身氣血暢通，使脾胃得到滋養，達到養益神元的目的。

科學原理

從中醫觀點來看，腹部乃是連接人體上下的樞紐，多條經脈循行匯聚在此處，同時又是五臟六腑所居之「宮城」、陰陽氣血發源之地，所以有「腹為萬病之機，治療萬病全在治療腹部」之說。按摩腹部，不僅可產生局部治療的作用，同時也能夠促進與調解全身的器官與組織，是少數能夠達到整體治療效果的局部治療方法之一。

在明朝名醫李中梓的《醫宗必讀》中曾經說過：「脾（胃）為後天之本。」他認為，脾胃居於人體中央，具有噴灌周身的作用，同時還是心、肝、肺、腎臟四個人體重要的臟器的給養源，同時還擔負著消化水、穀等各種食物、攝取精血神液來滋養全身的功能，因此只有在脾胃健康的前提下，五臟六腑才有可能健康無恙。

現代醫學研究則證明，揉腹不僅能夠增強胃部、腸道與腹部的肌肉功能，同時還可促進淋巴液與血液的循環，使消化液的分泌增多、腸道蠕動速度加快。按摩腹部，不僅可預防疾病，同時還具有輔助治療許多慢性疾病，如腎臟炎、高血壓、冠心病、糖尿病、週期性失眠等疾病的作用。

更為難得的是，揉腹還可促進腹壁脂肪的自動消減與收縮，是費力小但極為有效的「減肥法寶」。因此，平日裡多按摩腹部，是自我養生保健的好方法。

應用方法

延年九轉揉腹法

使用右手的掌根在胃脘部適當用力，力道以自己感覺到腹部有按壓感為佳，先按順時針方向揉按一百二十次，再將右手掌根移至肚臍正下方，對肚臍周圍揉按一百二十次；再使用左手全掌對整個腹部揉按一百二十次。

早間睡前揉腹法

此法要早上起床以前或晚間入睡以前進行，先將小便排空，仰躺於床上，雙膝彎曲，全身放鬆，將左手按於腹部，左手手心正對著肚臍，右手疊放於左手上；先以順時針方向繞著肚臍揉按五十次，力道以感覺到小腹腹腔晃動為佳，再逆時針揉按五十次。按揉時，注意力要集中，呼吸要平穩。

破鬱揉腹法

此法的關鍵在於先瀉後補，透過揉動腹部來達到暢通經絡的目的。中醫認為，逆時針揉按為「瀉」法，順時針揉按為「補」法。揉按時，女子要左手在上、右手在下，男子則反之，將下方手掌心的勞宮穴對著肚臍，先大範圍的以逆時針方向揉按腹部，最好可將位於右肋骨下方的肝臟區域也納入揉按範圍；之後再以順時針方向進行一次。因為三十六是傳統養生學中的揉腹基數，所以每一次揉按的總次數應以三十六的倍數為準。

養生小祕方

按摩腹部來保健

腹部位於人體正面，內部布滿大量的經絡穴位與神經血管，也是人體臟器分布最多的部位，所以按摩腹部來保健，是中醫與西醫中皆認同的理論。

07 常伸懶腰乃古訓，消疲養血又養心

諺語解讀

伸懶腰人人都會，在這個簡單的動作中卻具有保養氣血、消除疲勞的神奇作用，正如諺語中所說，「消疲養血又養心」。

佛教的十八羅漢中第十個羅漢叫做「探手」羅漢，他每次打坐之後都會將雙手探起伸個懶腰，並深深的呼一口氣，因此而得名。他這種將雙手探起伸腰呼氣的動作與很多養生功法中的招式不謀而合，相傳由華佗所創造的「五禽戲」中就有模仿老虎伸懶腰的動作，而八段錦中的「兩手托天理三焦」也是一種伸懶腰的變形。

科學原理

★伸懶腰可促進瘀滯的血液回流心臟，不僅有益於心臟健康，還可改善機體血液循環狀況。

★伸懶腰時肺部吸氧量增加，可代換出更多的二氧化碳，加快了人體新陳代謝，促進身體排毒。

★伸懶腰促進吸氧，更多新鮮的氧氣進入人體，具有消除疲勞的作用。

★伸懶腰可活動腰部肌肉和經絡，避免久坐引起的氣血堆積，也可預防腰肌勞損等症狀。

應用竅門

伸懶腰對健康有益，若是可搭配其他的養生動作，則可達到事半功倍的效果：

★伸懶腰時可將下肢也伸展，有助於消除全身疲勞，促進血液循環。

★伸懶腰時伴隨著深呼吸，伸展時盡可能的吸氣，以吸收更多的新鮮空氣，當身體放鬆再隨之呼氣。

★伸懶腰時站立，雙手盡力向上拉伸到極限，這有助於強化脊椎和肩頸部，緩解肩頸疲勞。

★伸懶腰伴隨下蹲，先站立伸懶腰，再將雙手從頭頂從兩側落下，身體同時下蹲，蹲下後再伸懶腰，雙手向上拉伸，隨後起立，這個動作有助於活動全身肌肉，同時具有補腎功效。

養生小祕方

伸懶腰是人體自我調節的方式

中醫認為，伸懶腰是人體一種自我調節的方式，伸懶腰時雙手上舉，體內的五臟六腑因此都得以舒張，具有調節胃氣、舒理三焦的作用。從現代醫學的角度來說，伸懶腰時上身微微後仰，能按摩胸腔內器官和心肺，不但能促進血液流通，還能調節人體供氧。

08 神氣淡則氣血和，嗜欲勝則疾病作

諺語解讀

這句諺語是在說明「淡泊名利、平靜心境」與「欲望過盛」之間的關係：神氣淡泊、保持平靜的心境則全身氣血通和，嗜好與欲望過勝則疾病叢生。其實，它所指的正是中醫的「養生重養心」之理，而養心首先就是要淡泊名利，唯有如此，才能不為非分之欲所擾而患得患失，內心的平靜將會換來全身氣血的平和，而過強的欲望往往會使心情處於憤慨與不平之中。

「嗜欲勝」而導致「疾病作」的典型例子就是三國時期最著名的梟雄曹操。在《三國志》中有一段關於曹操頭痛的詳細記載：在消滅袁紹、挾持漢獻帝后，曹操已成為實際握有「加權」之人，此時的他需要平定起義，更要管理國家大事，同時還要在宮廷內排除異己，所以他的頭痛開始頻繁發作，而一代神醫華佗在以針灸為他療病時，就曾指出他的病因是「欲望過多，思慮過盛」。

曹操的例子證明：一個人唯有淡泊名利，才能使自己心舒意爽，不被名利的枷鎖所困，更不會因此而苟且鑽營，凡事想得開、看得淡，胸懷坦蕩、豁達，進而避免了許多無謂的煩惱與紛爭，使自己生活在快樂之中，在這種情況下，全身氣血暢通，疾病自然無從落腳。

科學原理

諺語中所說的「神氣淡」與「嗜欲勝」可歸納為養心的一個重要環節。早在春秋戰國甚至是更早之前，中國養生家便對此有過精闢的論述。《管子．內業》篇即有對養心之術論述的專篇：「內」即心，「業」即術，內業者，即養心之術也。而〈內業〉篇中主要講述的就是「神氣淡」的方法：一是正靜，即形體正、心神靜，方可有益於身心；二為平正，即保持和平、中正，即不過分「喜怒憂患」。

有關「養心」與「養生」間的關係，在《黃帝內經》中也有闡述：養心即「恬虛無」，即做到樂觀豁達、平淡寧靜的心境。《孟子．盡天下》中，也有「養心莫善於寡欲」的主張。

中醫學中有關「欲望害人」的論述也不在少數。在《養生論》中，「欲望不滅」被列為「養生五難之首難」；《太上老君養生訣》中，也認為欲望為「養生六害之首」。在清代著名養生家石成金主張，養生最重要的就是要「淡泊」，唯有淡泊，方能平心靜氣，養血生氣。與「神氣淡則氣血和，嗜欲勝則疾病作」有相同主張的，還有《淮南子．泰族訓》：「神清志平，百節皆寧，養性之本也；肥肌膚，充腸腹，供嗜欲，養生之末也。」這也是中醫對於養生、養心最好的建議。

應用方法

想要做到「神氣淡、嗜欲少」，便需要從以下方面做起：

學會靜心

心靜方能氣順，氣順方能氣血和，氣血和才可健身。想要達到「神氣淡」，最好的方法是調整好自己的心態，使自己的心態保持平和，就如同人的體溫一定要保持在正常範圍內一般，盡量讓自己做到靜心，而靜心的最高境界在於樂心：若你的心情每天都是快樂的，那麼，你的養心功效也將大增。

控制欲望

其實就是與欲望奮鬥的過程，而養心的一個重要關鍵就是與欲望抗爭。控制欲望並不等於減少或徹底消滅欲望，而是使自己的欲望合理化。保持平常心，不要與人盲目比較，更不要奢望自己能力以外的東西，欲望自然會比較容易控制。

淡泊名利

生活中令我們動心的東西太多了，這些無不與自己的名利得失有密切的關係。許多人無法氣順、心靜、神凝，就是因為無法擺脫束縛自己的名韁利索。但事實上，如果你可做到視得失為無物、視名利為草芥，那麼便可達到更高的人生境界。

養生小祕方

養生的根本在於養心

養生的根本在於養心，而養心的根本則在於使自己保持淡泊、平靜心境，唯有神清志平，才能保健精神；而嗜欲過度則是養生的大忌諱。

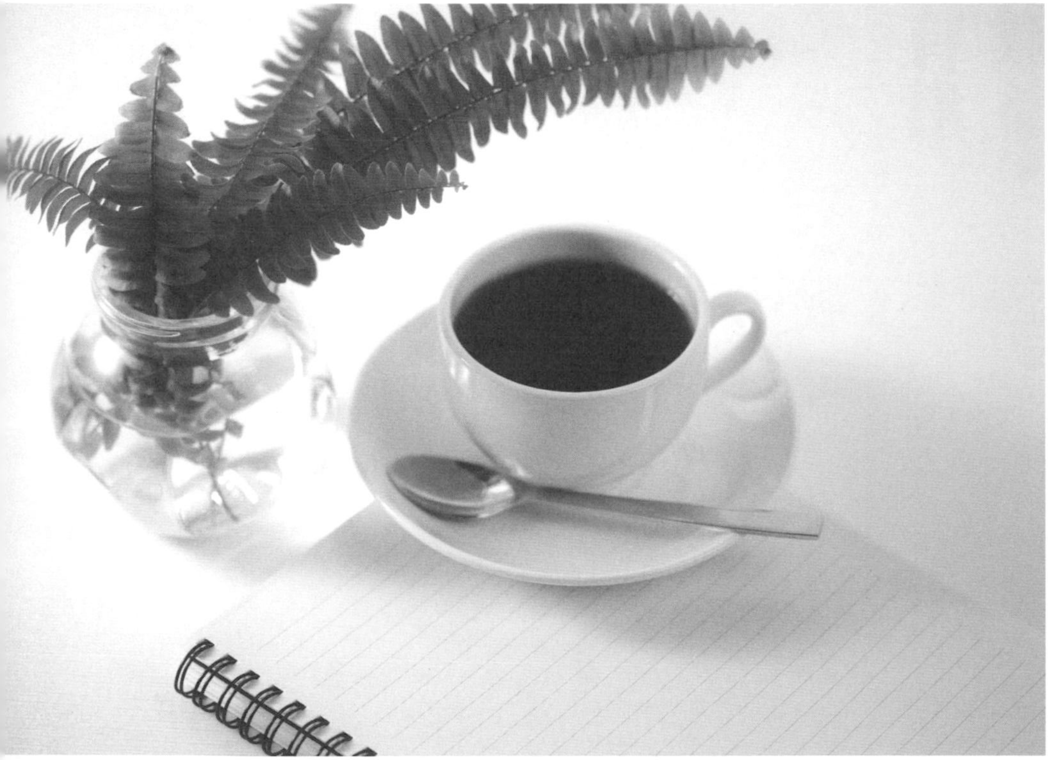

09 三焦得調理，全身氣血通

諺語解讀

諺語中提到的「三焦」是中醫學中獨特的概念，它與小腸、大腸、膽、胃、膀胱一同被稱作「六腑」，通常認為三焦是分布在人體胸腔內的一個「大腑」。

自古在民間就有「通三焦，養全身」的說法，而在古代民間的修行者中也流傳著「精發三焦，榮華百脈」的說法，他們認為三焦與全身經脈具有密不可分的關係，因此調理三焦是打通全身經脈的必經之路，因此在很多功法中都有調理三焦的動作。例如「軟硬七十二藝」功夫的基本練習「少林四段功」的第一段就叫做「托天提地理三焦」，它正是透過肢體運動來按摩內臟，達到調理三焦的目的。

科學原理

現代中醫學通常認為，三焦並非一個實體的獨立臟腑，而是人體眾多內臟的統稱。三焦在人體中的生理功能主要有幾點：

運行元氣

在中醫學中有「三焦，元氣之別使」的說法，身體內的元氣透過三焦運行到其他部位。可說三焦是體內之「氣」出入的必經通道，它暢通無阻氣血才得以正常運行，若是三焦不通，就會出現氣虛的現象。

消化吸收

三焦包含脾胃等消化吸收器官，因此它還具有運化水穀的作用，進入人體的食物經過三焦部位的器官消化後轉化為營養物質，再經過下焦部位的大腸、小腸將人體無法吸收的物質排出體外。

運行津液

三焦是人體津液代謝的主要通道，包括脾、胃、肺、腎、小腸、膀胱等器官，若是三焦出現問題，則這些器官所主導的水分代謝也會受到影響。

應用竅門

可按摩三個穴位來調理三焦：

內關穴

按摩內關穴可調節上焦功能，促進心肺健康。內關穴位於手臂內側，手腕部橫紋上方兩寸的位置。

合谷穴

按摩這個穴位可調節中焦功能，滋養脾胃。將手掌食指和大拇指張開四十五度角，則食指和大拇指的延長線交點就是該穴位。

湧泉穴

按摩湧泉穴可調理下焦，它位於人體腳心處，按摩時在腳心第二、三趾趾縫紋頭端與足跟連線的前三分之一處取穴。

養生小祕方

人體有三焦

三焦有上焦、中焦、下焦之分，上焦是指胸膈往上的部位及其中的臟器心和肺，中焦是指從肚臍到胸膈之間的部位及其中的臟器脾和胃，而下焦則是指肚臍以下的部位及臟器如大腸、小腸等。

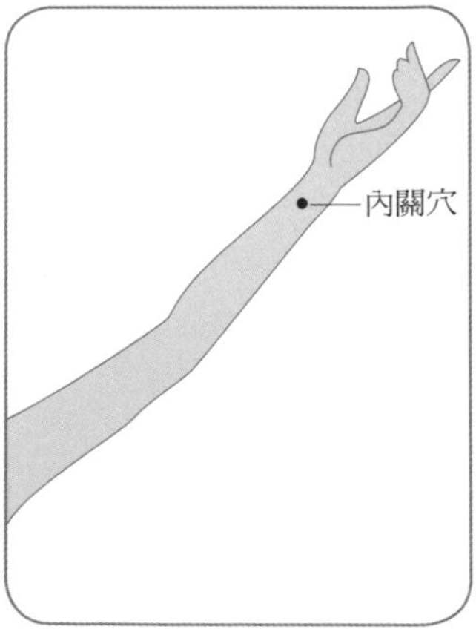

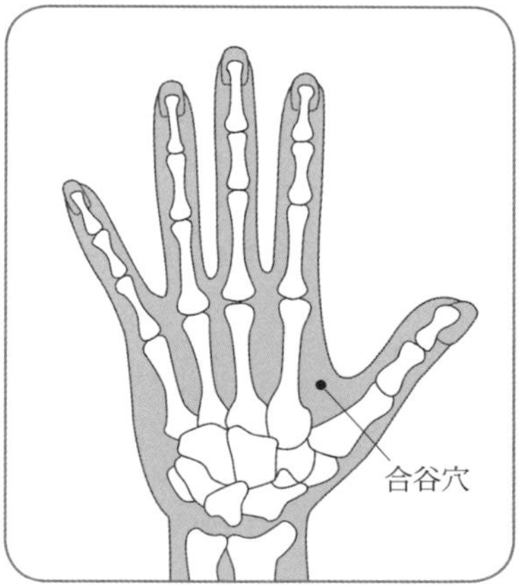

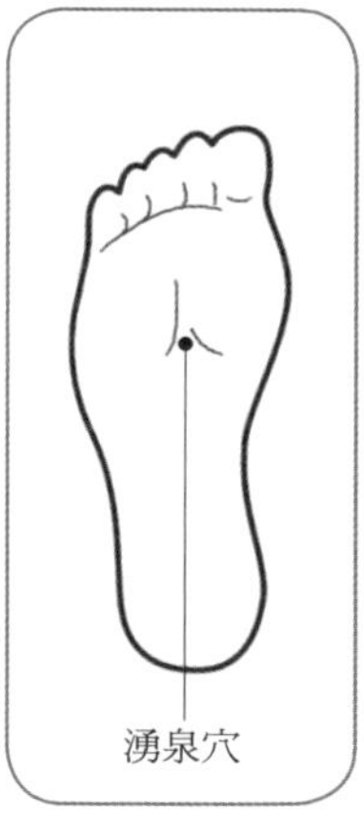

10 血虛夜不眠，米粥煨桂圓

諺語解讀

這句諺語提出了一種對於血虛的治療保養方法——喝桂圓粥。桂圓又稱龍眼，是一種珍貴的補品，在民間有「南桂圓，北人參」的說法。

在歷史上最早有關桂圓的記載是在《後漢書》中，其後它就被中醫學家們用於補氣血。《本草綱目》中提到了它可「補虛長智」，而清朝王世雄所著的《隨息居飲食譜》也提到桂圓可「大補氣血」，其功效甚至超過了人參和黃耆。明朝宋鈺甚至專門寫一首《桂圓詩》來稱讚其功效：「補精益髓，美顏色、潤肌膚，多種功效，不可枚乘。」

科學原理

桂圓除了可調節氣虛症狀外，還有養心安神、補養脾胃、潤肺美容的作用，對於因血虛而引起的疲勞、失眠、健忘等症有良好的緩解功效。

從營養學的角度來說，桂圓中含有人體所必需的蛋白質、糖、脂肪、有機酸、纖維素及多種維生素及礦物質等，其中鐵質的含量豐富，每百克桂圓肉中含有三．九毫克的鐵質。由於鐵質是血紅素的重要組成元素之一，因此多吃桂圓能夠促進血紅素的合成，可治療貧血等症。

應用竅門

通常每人每日食用桂圓以六公克左右為宜，但由於桂圓屬於溫熱性食物，糖分含量較高，因此熱性體質的人、糖尿病患者及有消化系統疾病的人不適宜過量食用桂圓。

養生小祕方

桂圓有補血養氣功效

桂圓味甘性平，歸心、脾經，由於脾在人體中具有統血的功效，而心臟又是血液循環的動力來源，因此桂圓具有較好的補血養氣效果，十分適宜氣血兩虛的人食用。

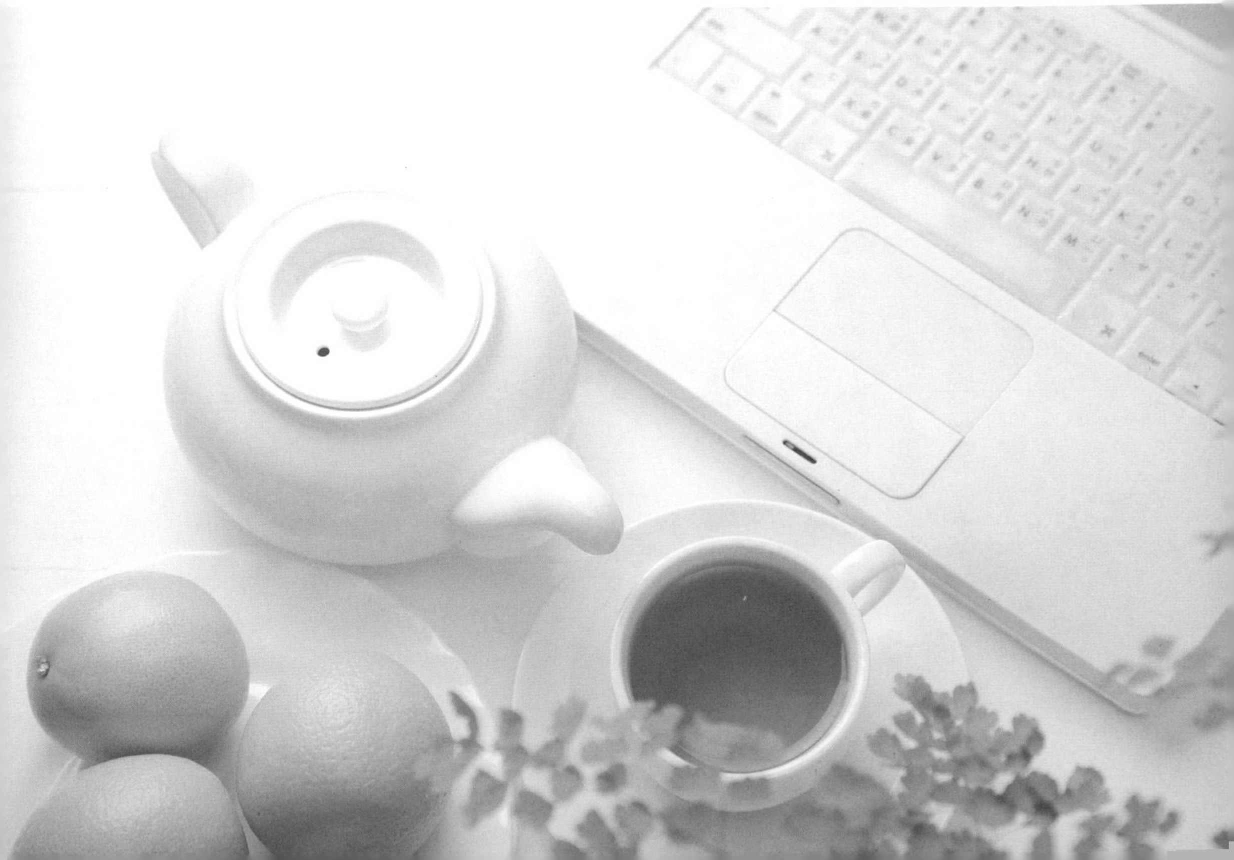

11 人身不過表裡，氣血不過虛實

諺語解讀

這句諺語提到了中醫學中特有的「虛實」概念，中醫認為人體與大自然是一個整體，也就是「天人合一」，自然界的陰陽變化會展現在人體中，表現為「虛實」，正所謂「天有寒暑，人有虛實」，「虛實，人之陰陽消長也。」

這種虛實理論反映在氣血上，就會顯現出氣虛、血虛等「虛」證，也會出現氣血過盛的「實」證。無論氣血是過虛還是過實都是身體不健康的表現，只有虛實平衡才是最健康的狀態。

科學原理

氣血虛的人往往體質較弱、膚色蒼白、面色晦暗、唇色較淡、毛髮無光、體形較瘦，平時易出現身體乏力、氣短心慌、懶言少語、畏寒怕冷、頭暈目眩、口乾舌燥等症狀。「虛」症通常是由於氣血兩虛所引起的。

氣血實的人則體質較強，但若氣血過旺則有可能生成內熱，導致氣血機能出現障礙，產生氣血瘀滯的現象，形成多痰、上火、消化不良、大便祕結、高熱等症。

應用竅門

氣血的虛實平衡是判斷人體是否強壯的依據之一，其判斷依據有以下幾點：

★看氣色：氣血均衡的人往往皮膚有光澤、彈性，色澤均勻；氣血虛的人面色較為蒼白，而血熱或氣滯血瘀的人面色無光，面色偏紅。

★聽聲音：氣血實的人聲音有底氣，氣血虛的人聲音漂浮無力，較柔弱。

★辨指甲：指甲根部的小月牙的大小代表了人體的氣血狀況，沒有月牙或月牙過少代表氣血虛，月牙超過指甲的五分之一則代表氣血過盛。

★察習慣：喜動的人氣血較盛，而喜靜的人氣血較弱。

養生小祕方

虛實是人體內「正氣」和「邪氣」的反應

中醫學認為，虛實是人體內「正氣」和「邪氣」的反應，若是體內正氣過盛，就會表現出「實」的症狀，若是邪氣過盛，則會表現出「虛」的症狀。

12 女子不可百日無糖，男子不可百日無薑

諺語解讀

諺語提出了根據性別最為簡便的補氣血方法，即男子吃薑，女子吃糖。

諺語中提到的糖是指紅糖，紅糖和生薑自古就是最為常見的補品，在民間，產婦生產之後都會喝生薑紅糖水來緩解失血狀況。依據蘇東坡的《東坡雜記》記載，杭州淨慈寺的老和尚正是因「服生薑四十年」而長壽的，而紅糖也是古代後宮佳麗們美容養顏的補品，清朝慈禧太后就喜食用由紅糖製作的各種甜品。

科學原理

薑和紅糖都是日常生活中常見的食物，根據中藥學「藥食同源」的觀點，它們同時也是一味中藥。

應用竅門

生薑食用宜忌

生薑可升陽提氣，但不適宜在晚上食用，以免造成內火過旺。秋季氣候乾燥，也不適宜大量食用生薑，以免造成體內失水，而夏季天氣炎熱，食生薑可促進食欲、排汗降溫、緩解疲勞，正所謂「夏季常吃薑，益壽保安康」。

紅糖食用宜忌

紅糖具有補血的功效，與玫瑰花、米酒、紅棗等同樣具有補血活血功效的食物一起食用效果更佳。紅糖在食用時不可過量，否則多餘的糖分會轉化為脂肪，影響體形和健康。此外，消化不良、糖尿病的患者及消化功能較弱的老人和孩子也不適宜大量食用紅糖。

養生小祕方

薑及紅糖的養生功效

《本草綱目》記載，薑性溫，味辛，歸五臟，具有祛風禦寒、祛痰下氣的作用，最特別的是，它能幫助人體提升陽氣，是良好的助陽食物，對於男子來說是極佳的補品。紅糖性溫，味甘，入脾經，具有溫脾養胃、補血活血的作用，女性常食用可維持體內氣血均衡，不但有益健康，還具有滋養皮膚、滋潤臉色的功效。

13 補氣補血兩大寶，黃耆當歸不可少

諺語解讀

諺語中提到的黃耆和當歸這兩味中藥是補氣血方劑中常用的藥物，其中當歸具有補血功效，而黃耆則是補氣良藥。

當歸是古人用來補血強身的藥物，由於它對於調理女性生理期、治療女性疾病具有奇效，因此常被女子用來調養身體，相傳「當歸」的名字也由此而來，寓意著健康的女性等待著遠方的丈夫。而黃耆作為藥物使用也已有兩千多年的歷史，在馬王堆出土的《五十二病方》中就已有關於它的記載。

科學原理

中醫認為，黃耆性微溫，味甘，主治脾肺氣虛，具有補中益氣、滋養脾胃、升陽補虛的作用。現代藥學實驗的研究證明，黃耆可促進免疫細胞分泌，提高身體的免疫力；也能促進紅血球的生成，能維持血液健康；同時，黃耆還具有保肝護肝的功能，可提高肝臟代謝能力；此外，黃耆還可減少過氧化物對人體的損害，延緩衰老。

應用竅門

當歸黃耆怎麼吃？

當歸和黃耆切片後可泡茶飲用、煮湯食用，也可放入粥中熬粥食用，與紅棗等補血食物一起食用效果更佳。將當歸、黃耆切片後浸泡在白酒中也可炮製藥酒。

吃當歸黃耆的禁忌

當歸和黃耆是補氣補血的藥物，不適宜熱性體質的人食用，普通人在食用時也要嚴格控制進食量，避免造成上火症狀。

養生小祕方

當歸的養生功效

當歸常被用來治療各種血液疾病和心血管疾病，中醫師認為它具有活血養血的功效。現代醫學的藥理學實驗也證明了這個觀點，它可抗血小板凝集，抗血栓，維持血液循環的正常運行，提高心臟回血，維護心血管健康。

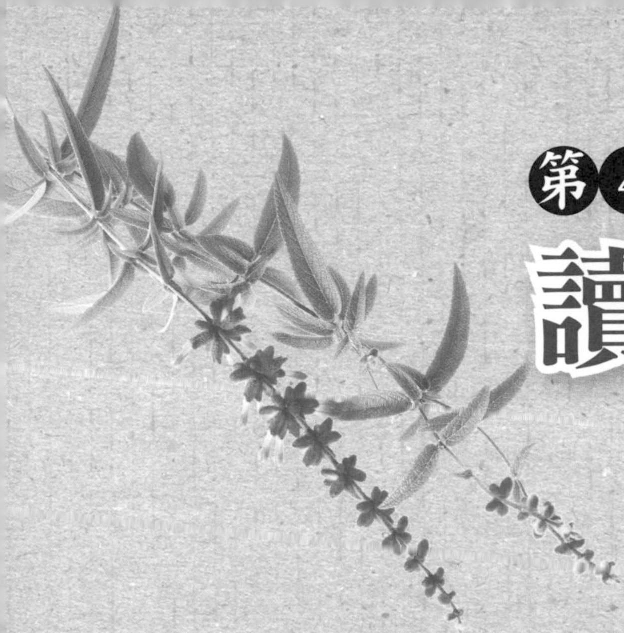

第4章 讀諺語，學偏方

失眠是現代人的常見症狀，諺語提出了一種治療失眠的食療偏方——喝白蓮子粥。諺語中的白蓮指的是蓮子，即蓮花的種子，藥王孫思邈的弟子孟詵曾經提到，白蓮子可「主治五臟不足，傷中氣絕，利益十二經脈血氣」。以蓮子來養生的做法古已有之，古代所流傳的大補三元湯中的一味正是蓮子，而《紅樓夢》中賈寶玉所鍾愛的「建蓮紅棗湯」則也是利用了蓮子的安心寧神的功效來補養。

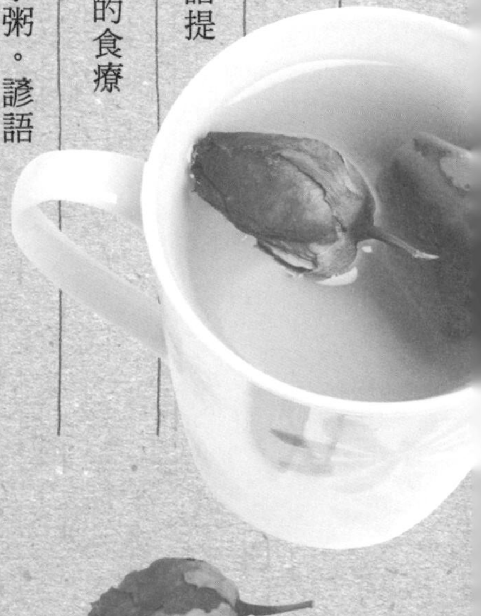

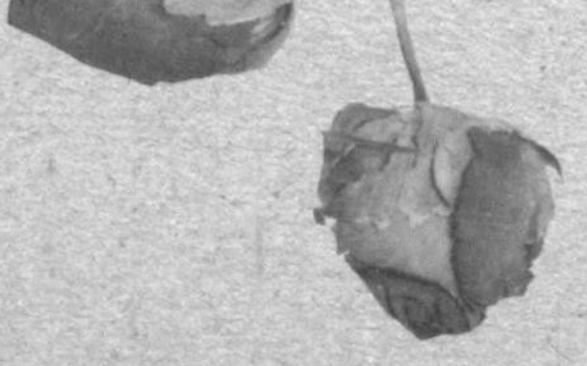

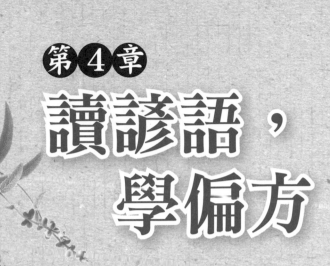

01 一碗綠豆湯，清熱解毒賽仙方

諺語解讀

綠豆是餐桌上常見的食物，也是讓人安然度夏的美食，正如諺語中所說，只需一碗綠豆湯就可達到清熱解毒的目的。

綠豆原產於印度，它不僅美味，也具有很好的藥用價值，元代的農學家王禎就曾稱其為「濟世之良穀」。宋代陳達叟在其所編《本心齋蔬食譜》裡，更是對綠豆讚美有加，形容其「碾破綠珠，撒成銀縷，熱躅金石，清沏肺腑」，由此可見，對於綠豆的熱愛古已有之。

科學原理

中醫學認為，綠豆性寒，歸胃經和心經，具有清熱解毒消暑等功效，十分適宜夏季食用。在本草綱目中就曾經提到，綠豆具有「益氣、厚腸胃、通經脈」的功效，並可「解金石、砒霜、草木一切諸毒」。

現代營養學的研究顯示，綠豆中含有豐富的蛋白質、礦物質、維生素，其中的多糖成分能夠清除血液中的雜質，維持心血管健康，其中的有效成分也能抑制金黃色葡萄球菌等常見的有害菌，而其中的胰蛋白酶則可保護肝臟和腎臟，預防肝腎疾病。

應用竅門

綠豆湯怎麼熬

熬煮綠豆湯時綠豆不宜煮得過爛，以免其中的營養成分遭到破壞，降低了清熱解毒的功效；熬煮時不宜使用鐵鍋，以免綠豆中的營養成分單寧與鐵發生反應，生成對人體有害的單寧鐵。在綠豆湯中加入海帶、冬瓜、南瓜、薄荷等食物可增加其清熱解毒功效，適宜夏季飲用。

綠豆湯的食用禁忌

綠豆湯適合熱性體質的人在夏季暑熱季節飲用，卻不適宜脾胃虛寒的寒性體質的人。此外，同時在服用其他藥物或補品的人要在醫師的指導下謹慎進食綠豆湯，避免產生藥物反應。

養生小祕方

綠豆湯的養生功效

夏季食用綠豆湯不僅可清熱解毒，還可維持體液平衡，避免電解質失衡，具有避暑清熱、消渴解毒的作用。

02 若要不失眠，煮粥加白蓮

諺語解讀

失眠是現代人的常見症狀，諺語提出了一種治療失眠的食療偏方——喝白蓮子粥。諺語中的白蓮指的是蓮子，即蓮花的種子，在秋季種子成熟時將其去除果皮，曬乾之後就成為中藥白蓮子。藥王孫思邈的弟子孟詵曾經提到，白蓮子可「主治五臟不足，傷中氣絕，利益十二經脈血氣」。以蓮子來養生的做法古已有之，古代所流傳的大補三元湯中的一味正是蓮子，而《紅樓夢》中賈寶玉所鍾愛的「建蓮紅棗湯」則也是利用了蓮子的安心寧神的功效來補養。

科學原理

關於蓮子，《本草綱目》中的記載為：「交心腎，厚腸胃，固精氣，強筋骨，補虛損，利耳目，除寒濕，止脾泄久痢。」其中最重要的就是「交心腎」。

中醫學認為，心和腎是人體十分重要的兩個器官，心主神，腎主精，只有心腎相交人才能精神飽滿、活力充沛。若是心腎不交，就會出現心煩氣躁、心慌心悸、頭暈目眩、失眠健忘、耳鳴等神經系統症狀，也就是現代醫學所稱的神經衰弱，若是長期心腎不交，還可能誘發多種神經官能症和慢性疾病。白蓮子正是具有通心腎、寧神補心、補腦提神作用的食物。李時珍就曾提到將白蓮子

「搗碎和米作粥飲食」具有「輕身益氣，令人強健」的作用。

應用竅門

白蓮子煮粥可安神補腦，治療和緩解失眠，在食用蓮子粥時需注意以下幾點：

★白蓮子需連同蓮心一起食用才有效果，這是由於蓮心入心經，具有安神養心的作用，是蓮子功效的來源。

★將白蓮子研磨成粉末，加入白米之後煮粥效果最佳。

★蓮子性甘、澀，平，脾胃虛弱的人需適量食用。

養生小祕方

白蓮子的養生功效

食用白蓮子可有效的緩解心腎不交所引起的失眠等症狀，而在白蓮子的眾多食用方法中，以煮粥最宜。

03 蘿蔔纓子不要錢，止瀉止痢賽黃連

諺語解讀

蘿蔔纓子是指蘿蔔長在地面上的葉片葉莖，它自古就被當成藥物來使用，在藥物書籍《唐本草》中還有一個名字叫做萊菔葉。

相傳清朝名醫葉天士曾經就使用蘿蔔纓子為蘇州的一位楊公子治病。這位公子由於身體虛弱，外感風寒罹患奇病，長期臥床不起，神志不清，其父花費上千銀兩為其治病均無好轉。葉天士將自己花八文錢所買的蘿蔔纓子研磨成粉末，配合其他普通藥物開方，楊公子服下之後竟逐漸好轉，其藥用功效可見一斑。

科學原理

在《清異錄》中曾記載，將蘿蔔纓子掛在屋簷下，「每至夏秋有病痢者，煮水服之，即止。愈久者愈妙。」

現代研究顯示，蘿蔔纓子中所含的營養成分一點也不遜於蘿蔔，其中所含的鈣質更是達到每百克中含三百五十毫克，在所有蔬菜中都名列前茅，而其中所含的維生素C也是蘿蔔的數倍，最特別的是，其中的纖維素和維生素K的含量很高，更能調理腸胃，幫助消化，具有理氣養胃的作用。

應用竅門

如何使用蘿蔔纓子治病

治療腹瀉、痢疾等腸胃疾病時可將新鮮的蘿蔔纓子洗淨之後搗爛榨汁飲用，也可將蘿蔔纓子加水之後煎煮，飲用藥汁。若無新鮮蘿蔔纓子，可在藥店購買乾萊菔葉，研磨成粉末之後以熱水沖服。

食用蘿蔔纓子的宜忌

蘿蔔纓子適宜腸胃虛弱，常有腹瀉、腹痛、腹脹、食欲不振的人食用，若身體不適則可治療疾病，平時亦可保養腸胃，長期食用可健脾養胃。但需要注意，食用蘿蔔纓子不可同時服用人參、何首烏、地黃等補品和藥物。

養生小祕方

蘿蔔纓子的養生功效

中醫認為，蘿蔔纓子性溫味苦，入脾、胃二經，具有化痰止咳、消食理氣、開胃止泄等功效，對於各種腸胃疾病更是有奇效。

04 止瀉健脾補五臟，煮粥宜把扁豆放

諺語解讀

諺語提出了食用扁豆粥來治療脾虛腹瀉的一種粥療偏方。在東漢張仲景所著的《傷寒雜病論》中，就提到了數種將藥物同白米一同煮粥，以粥治病養病的方法。扁豆粥正是一種藥食兩用的粥方，清朝的《食鑒本草》中就曾記錄了使用扁豆粥來養生的方法，而《延年祕旨》中更是提到了扁豆粥「和中補五臟」的功效。

科學原理

扁豆是一年生草本植物，在中藥學中常稱其為白扁豆，中醫認為，扁豆味甘，性平，入脾、胃二經，具有補脾去濕、溫補五臟、和氣養胃的功效。在李時珍的《本草綱目》描述扁豆的藥用價值為：「止泄瀉，消暑，暖脾胃，除濕熱，止消渴」。

在扁豆的諸多功效中，最特別的是對於脾臟的滋養作用，扁豆味甘，脾臟喜甘味，因此對於脾臟的補益功能最強；同時扁豆氣味芬芳，脾臟「得香而舒」，可使脾臟得到舒展，有益其健康；此外對於脾臟來說，最怕濕氣過重，扁豆則有祛除濕氣的作用，更是保護了脾臟的健康。

因此，扁豆是脾胃藥食同源的「好朋友」，食用扁豆既可健脾養胃，又可治療脾虛或脾濕引起的脾胃疾病，如諺語中提到的腹瀉等。

應用竅門

以扁豆粥健脾止瀉需要注意以下幾點：

★熬粥所用的扁豆為白扁豆，黑扁豆及紅扁豆無此藥用功效。

★生扁豆中含有會誘發溶血症的毒素，只有徹底煮熟之後才可消除，因此煮扁豆粥時扁豆必須熟透，否則可能會引發食物中毒。

★罹患瘧疾、寒熱疾病的人不適宜食用扁豆。

養生小祕方

運用粥療的方法來養生與治病

粥療是古代常用的一種食療方式，米粥溫熱滑甘，再加入各種藥物或食材，就可將其營養和治療功效發揮到最佳，因此很多著名的中醫師都曾使用粥療的方法來養生與治病。

05 一碗薑鹽茶，開胃祛風寒

諺語解讀

諺語中提到的薑鹽茶指的是起源於古湘陰、汨羅一帶的一種傳統茶，它是由生薑、鹽、黃豆、芝麻、茶葉一同炮製的。

科學原理

薑鹽茶的材料包括生薑、黃豆、芝麻、食鹽和茶葉。其中生薑主發散，具有祛寒發熱的功效，食用生薑可促進血液循環，使身體出汗以調節體溫；而食鹽則可補充體內的礦物質，幫助維持體液平衡，十分適宜出汗過多的人食用；茶葉中富含的礦物質和維生素等不僅可補充體內的營養素，還可刺激神經系統，維持神經系統活性。這三種物質功能相互搭配，可達到祛除風寒、預防疾病的目的。

芝麻歷來就被認為是延年益壽的食物，它入脾、肺、肝、腎經，性平味甘，具有強身健體的作用；而黃豆則是植物蛋白的最佳來源，具有和中益氣、頤養脾胃的作用。添加這兩種材料可增進食欲、強壯體魄。

由這幾種食物搭配而製成的茶湯營養豐富，味道獨特，具有諺語中提到的開胃健脾、祛除風寒、強身健體的功效，是養生保健良方。

應用竅門

傳統的薑鹽茶製作講究，要選用老薑和上好的綠茶烹煮。熬煮前先將老薑榨汁，保留渣滓，再將黃豆和芝麻以小火炒熟，以沸水沖泡綠茶，加入食鹽、薑渣、薑汁、炒好的黃豆和芝麻，混合均勻即可。

需注意這種薑鹽茶具有發汗驅寒的作用，因此飲用後需注意保暖，避免再次受寒，此外熱性體質的人不宜過量飲用。

養生小祕方

茶湯有祛病強身的功能

在民間，薑鹽茶又被稱作岳飛茶，相傳南宋年間，岳飛帶兵南下到湘陰一帶，軍士們由於水土不服，疾病叢生，岳飛便命人將黃豆、生薑、鹽、茶葉、芝麻一同製作茶湯供軍士們飲用，迅速的緩解了他們的水土不服症狀，自此這種具有祛病強身功能的茶湯就在南方流傳開來。

06 木耳抗癌素中葷，薑湯蔥辣治感冒

諺語解讀

諺語中提到了兩種偏方，其中薑、蔥治療感冒較為常見，而木耳的抗癌功效則較少為人知。

木耳是一種營養豐富的食用菌，有「素中之王」及「中餐中的黑色瑰寶」的美譽。中醫學認為木耳可「利五臟，宣腸胃氣，排毒氣」，常食用木耳可增強體魄，提高免疫力，抵抗各種疾病，因此木耳一直是古代珍貴的菌類食物，通常只有天朝的皇親貴族才可享用。

為什麼木耳從古至今都如此受歡迎，它又是如何抗癌的呢？

科學原理

癌症是指體內出現惡性腫瘤，癌細胞不斷增殖釋放大量毒素，導致人體各項器官的運作受到影響，進而導致器官功能衰竭的疾病。它的主要誘因有自身免疫力低下、外界環境污染、代謝毒素累積等。想要抗癌防癌，就需要消除這些誘因，木耳正是一種可消除和減少癌症誘因的食物。

應用竅門

木耳可抗癌，但處理不當的木耳反而有毒。木耳中含有一種叫「普林」的化學物質，遇到陽光

之後會誘發皮膚搔癢等不適症狀。乾木耳浸泡後這種毒素會溶於水，因此泡木耳的水不可食用，可將木耳重複用清水浸泡數次，以完全清除毒素。

養生小祕方

黑木耳具有良好的抗癌功效

研究顯示，從黑木耳中萃取的木耳多糖可抑制癌細胞的分裂，具有良好的抗癌功效。木耳還含有豐富的植物膠原蛋白，吸附能力很強，可將體內的毒素吸附並排出體外，素有「體內清道夫」之稱。此外，木耳還可預防心血管疾病，保護血管和腸胃健康，有助於全面提高人體免疫力和抗病性。

07 嚼把黑芝麻，活到百歲無白髮

諺語解讀

諺語提到緩解白髮生成、養顏美容的良品之一——黑芝麻。古人認為，常服用黑芝麻可使人輕身不老，容顏不衰，因此黑芝麻也被稱為「仙藥」。

科學原理

中醫認為，髮為血之餘，因此頭髮的顏色光澤與身體的氣血狀況具有密切的關係，年輕時氣血充沛，頭髮黑亮有光澤，隨著年齡的增長，體內的氣血不斷減弱，頭髮也逐漸開始斑白；此外，頭髮的色澤也腎氣關係密切，中醫認為腎為先天之本，腎氣充足則髮色烏黑，腎氣不足則髮色變淡。

黑芝麻味甘性平，歸肝、腎、大腸經，具有補肝益腎、補血養血的功效，可有效緩解人體的氣血運行狀況，因此常食黑芝麻可潤色養顏，維持毛髮健康，自然也就可維持健康的髮色。關於這點，李時珍在《本草綱目》中就有記載：「一年身面光澤不饑，二年白髮返黑，三年齒落更生。」其中的「二年白髮返黑」就是黑芝麻對頭髮的保養作用。

應用竅門

黑芝麻如何吃

黑芝麻可煮粥食用，亦可炒熟後直接食用。將黑芝麻和具有補腎補血功效的核桃、紅棗、黑糯米、枸杞、桂圓、蜂蜜等補品一起食用效果更佳。

黑芝麻的食用禁忌

黑芝麻不適宜罹患腹瀉等腸胃疾病的患者食用，也不可過量食用，否則會形成血熱，反而誘發脫髮；食用黑芝麻的量以每日不超過一小把為宜。

養生小祕方

黑芝麻是良好的養生食物

黑芝麻被當作養生食物的歷史十分悠久，早在南北朝時期，著名的醫藥學家陶弘景就對黑芝麻倍加推崇，並讚其曰「八穀之中，唯此為良」。清朝的慈禧太后對於黑芝麻更是十分熱愛，常特選黑芝麻製作之麻糊或芝麻糕點食用，相傳慈禧在古稀之年仍保有一頭烏髮，黑芝麻的功效可見一斑。

08 常喝蘿蔔白菜湯，不用郎中開藥方

諺語解讀

蘿蔔和白菜是最常見的兩種蔬菜，它們看起來毫不起眼，卻有著奇特的養生功效，正如諺語中所說，平凡的蘿蔔白菜湯也可產生強身健體、提高免疫力的作用。

蘿蔔和白菜到底有哪些養生價值？為什麼常吃它們可不用醫生開藥方呢？

科學原理

在古代的醫書《名醫別錄》裡曾提到，白菜能「通利胃腸，除胸中煩」。現代營養學研究顯示，白菜中的纖維素含量極高，經常食用可促進胃腸蠕動，幫助食物消化吸收，促進排毒，對於便祕等腸胃疾病有緩解作用；此外，白菜中的維生素C、維生素E及水分含量很高，在乾燥的天氣裡食用可維持體內津液平衡；最新的研究顯示，白菜中的微量元素還可促進雌性激素的分泌，對於女性的健康也有正面的意義。現代醫學的研究顯示，蘿蔔中維生素含量極高，是人體維生素的重要來源；同時蘿蔔中的膳食纖維和芥子油等成分可促進胃腸蠕動，加快人體排出毒素；科學家們同時發現蘿蔔可促進體內產生多種可提高免疫力的微量元素，對癌症和心血管疾病也有一定的預防功效。

應用竅門

白菜怎麼吃？

白菜特別適宜熱性體質的人食用，但不宜在水中長時間汆燙，以免營養流失，汆燙時間以不超過三十秒為宜。體寒的人不適宜過量食用白菜，以免加重體寒症狀。

蘿蔔怎麼吃？

蘿蔔適宜在晚上食用，可幫助消化吸收，有助於睡眠。秋季氣候乾燥，也適宜多吃蘿蔔。脾胃虛寒的人不可過量食用蘿蔔，罹患胃炎等慢性腸胃疾病的人也不宜。在食用人參、西洋參等熱性補品時，不要同時食用蘿蔔，以免影響藥效。

養生小祕方

白菜常食可延年益壽

白菜性平微寒，味甘，入胃腸經，具有通腸潤胃、利尿通便、清熱解毒、生津止渴等作用。蘿蔔味甘辛，入脾、胃二經，具有理氣止咳、消食止痰、清熱解毒等功效，常食可延年益壽，因此在民間蘿蔔又有「小人參」之稱。

09 腰痛吃杜仲，頭痛吃川芎

諺語解讀

諺語中提到的杜仲和川芎均是中醫師常用的藥材，關於它們的由來，都有一個美麗的傳說。相傳，杜仲是洞庭湖畔一位青年的名字，當時當地的縴夫們由於工作勞累，都有腰痛的毛病，這位名叫杜仲的青年經一位老藥翁指點，上山為鄉親們採藥，誰知山路艱險，杜仲採到藥後不幸跌落山崖，人們在他的屍體上發現了一味草藥，並以這草藥治好了腰痛，為了紀念他，鄉親們就把這味草藥叫做杜仲。傳說中，川芎則是藥王孫思邈和徒弟在採藥途中無意中發現的，當時他們發現患病的仙鶴吃了這種草藥之後完全康復，便將這種草藥帶回研究，並命名川芎。

杜仲和川芎真的有傳說中這麼神奇嗎？在日常生活中要如何正確安全的使用它們來治病呢？

科學原理

中醫認為，杜仲具有補中益氣、補腎強精、強健筋骨、抵抗衰老等功效，由於腰痛主要是由於腎精不足及筋骨老化所引起的，所以杜仲對於腰痠、腰痛等腰部疾病具有極佳的治療效果。此外，杜仲還有平衡血液，維護血液循環系統健康的功效。

川芎具有「補五勞，壯筋骨，調眾脈」的功效。它最常見的用途就是治療頭痛，這是由於它辛香味上竄，可促進氣血上行到頭部，具有祛除頭部寒氣、祛風止痛的功效。

應用竅門

杜仲和川芎分別是治療腰痛和頭痛的良藥，但「是藥三分毒」，如何好好利用這兩味藥物來為自己的健康服務呢？

杜仲

杜仲可切片後煮粥食用，也可以白酒或黃酒浸泡製作藥酒，適量飲用可預防和緩解腰腿疼痛。

川芎

川芎可切片煎煮後以藥汁煮雞蛋食用，亦可煮粥煲湯食用。需注意的是，川芎具有補血活血的功效，不適宜孕婦及有出血症狀的人食用。這兩種中藥所製作的食療偏方只可作為預防和藥物的補充之用，不可代替藥物進行治療。

養生小祕方

杜仲與川芎為上品藥物

杜仲是名貴的滋補藥材之一，它性平，味甘微辛，入肝、腎經，在現存最早的藥學專著《神農本草經》中將杜仲歸為上品藥物。川芎是一種常見的行氣藥材，它性溫，味辛，入肝、膽、心經。在《日華子本草》中曾經提到，川芎可治療「一切風，一切氣，一切勞損，一切血」的疾病。

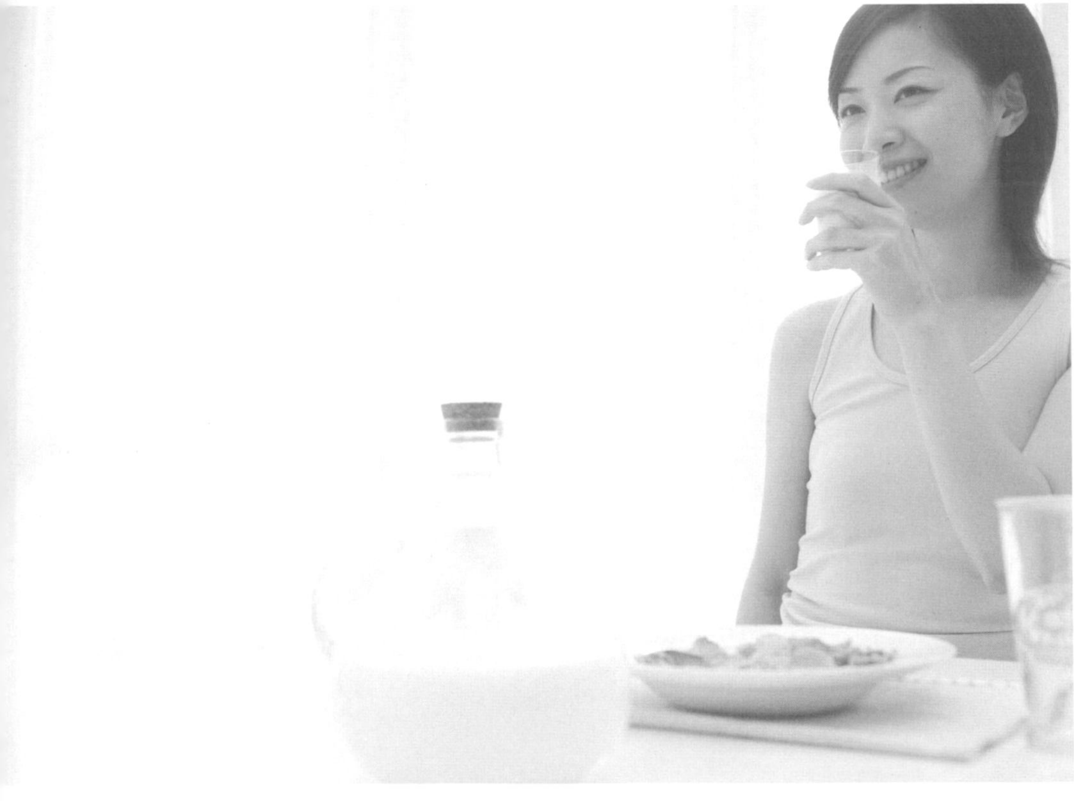

10 多吃芹菜不用問，降低血壓喊得應

諺語解讀

高血壓是現代人的常見疾病之一，想要緩解血壓狀況除了使用降壓藥物外，還可像諺語中提到的一樣，透過食物進行食療。

十五世紀時，英國人卡爾培波曾經將芹菜當作一種藥草，收集在自己的書籍中。在中國，芹菜葉自古就被中醫師們當作藥物使用，在《本草綱目》、《食鑒本草》、《本草推陳》等藥物學專著中均有收錄。

科學原理

在中醫學的理論中，高血壓是由陽氣過盛、肝氣上升、肝熱陽亢血瘀所引起的，芹菜的平肝涼血功效正好可緩解身體的血熱肝熱狀況，因此對於高血壓有良好的緩解功效。

現代醫學的研究顯示，芹菜富含維生素C、胡蘿蔔素、蛋白質、纖維素等身體所需的營養成分，還含有芹菜苷、佛手苷內酯等藥用成分，最特別的是其中含有一種酸性的降壓物質，具有降血壓、降血脂，預防心血管疾病的作用；此外，芹菜中的鹼性物質具有鎮定安神的作用，有助於消除不良情緒，而芹菜中的鐵質含量很高，因此也是一種良好的補血食物；同時，芹菜中的高纖維素還

能促進身體排毒，幫助消化吸收，對於腸胃的正常運轉也具有正面的作用。

應用竅門

營養學研究顯示，芹菜葉中的營養成分遠遠高於芹菜莖，其中維生素C的含量是芹菜莖的十幾倍，而胡蘿蔔素的含量也高達到芹菜莖的八倍之多，因此在食用芹菜時不可將芹菜葉丟棄。但脾胃虛寒及血壓較低的人不適宜過量食用芹菜。

養生小祕方

芹菜的養生功效

芹菜原產於地中海地區，古希臘人和古羅馬人一度將芹菜用作調味品，而古埃及人則曾經使用芹菜來治療四肢腫脹等症。中醫則認為，芹菜性寒，味甘辛，入肝經、膽經和心包經，具有涼血止血、清熱去火、消煩止渴的功效，對於肝臟的保養作用突出。

11 知母貝母款冬花，專治咳嗽一把抓

諺語解讀

諺語中提到的知母、貝母和款冬花都是具有治療咳嗽功效的中藥材，也是民間常用的咳嗽偏方的組成藥材。

相傳唐朝著名的詩人張籍就曾經使用款冬花來治療自己的咳嗽。張籍家境貧寒，一日他偶感風寒，咳嗽不止，因為無錢治療，因此病情不斷加重，後經一僧人指點，採來款冬花煎服之後才治好了自己的咳嗽。在民間，貝母也有相似的傳說，相傳它曾經治好了一位年輕妻子的久咳不癒之症，使其生下了健康的孩子，因而得名，寓意「寶貝之母」。

科學原理

知母、貝母和款冬花這三種中藥都是治療咳嗽的良藥，但其適應症和使用方法各有不同，在日常使用時必須對症下藥才有功可起效。

熱性咳嗽找知母、貝母

知母性寒，味苦，入胃、肺、腎經，具有清熱瀉火、生津潤燥的功效，常用於因為肺熱過盛、

陰虛消渴引起的咳嗽，對於痰多咳嗽的治療功效最佳。此外，知母還具有滋陰潤肺、去火潤腎、清除胃氣、消煩止渴的功效。

貝母性微寒，歸心經、肺經，具有清熱化痰止咳的功效，對於肺部燥熱引起的咳嗽有緩解之效。知母和貝母一起使用，可治療痰少咳嗽。

寒熱均適宜的款冬花

款冬花性溫，味辛，氣香，入肺經，具有止咳祛痰潤肺的功效。由於其性溫，因此對於寒邪引起的咳嗽有緩解的功效；同時其味苦，又可消除血熱肺熱心熱等症狀，對於熱性咳嗽也有一定的治療作用。

應用竅門

使用知母、貝母和款冬花緩解咳嗽症狀的具體方法如下：

貝母梨

將梨洗淨，從上方四分之一處切開製成梨盅，將貝母五公克搗碎放入梨盅，加入紅糖一起上鍋蒸，可治療肺熱痰多咳嗽。

二母散

知母和貝母取等量研磨成粉末，以水沖服，可用於治療痰少的久咳不止之症。

款冬花蜜膏

將款冬花和百合一起研磨成細末，加入蜂蜜之後製成蜜膏服用，可治療咳血、多痰的咳嗽之症。

款冬花薰蒸法

將款冬花加水煎煮半個小時，晾涼後濾去藥渣，將款冬花藥液倒入加濕器中加濕，可預防和治療咳嗽的爆發。

養生小祕方

知母和貝母脾胃虛寒者不宜食用

知母和貝母均性寒，不可用於治療外感風寒引起的寒濕咳嗽，脾胃虛寒或有腹瀉、腹痛等症狀的人也不適宜使用這兩種藥物。

12 明目找菊花，補血玫瑰茶

諺語解讀

諺語中提到了兩種花療法，以菊花治療眼疾和以玫瑰花補血。在中醫學養生治療的歷史中，使用花來治病強身的方法古已有之。

科學原理

菊花具有清肝火、祛邪氣、明目清熱的功效，對於口乾舌燥、目澀眼乾等症有治療的作用。菊花與枸杞或決明子一起泡茶可預防和緩解各種眼疾，如乾眼症、近視眼等；將菊花以熱水沖泡後薰蒸眼睛可緩解眼澀和血絲，使眼睛清明透亮；將菊花加入粥中長期食用，可預防和治療眼疲勞，保持眼睛健康；而菊花曬乾後做花枕則可治療頭暈目眩、紅眼睛、高血壓等熱性症狀。需要注意的是，菊花性涼，寒涼體質的不適宜過多進食。

玫瑰花具有調肝潤脾、促進血液循環、活血養顏、舒肝養胃、調節情緒、調節生理期等作用，十分適宜氣血不足、情緒不舒的人食用，也適宜女性日常美容保養之用。玫瑰花加入紅糖一起飲用可治療生理期紊亂的症狀；玫瑰花和當歸、紅棗一起沖泡可大補氣血，適宜貧血的人飲用。需要注意的是，玫瑰花具有收斂的作用，不適宜便祕患者及孕婦飲用。

應用竅門

除了菊花和玫瑰花之外，還有很多花具有獨特的養生功效：

★茉莉花：茉莉花具有安神潤膚、提神去煩的作用，在心氣煩躁時飲用茉莉花茶能夠產生安定情緒的作用。

★百合花：百合花具有清涼潤肺的作用，適宜咽喉腫痛、目赤頭痛等上火症狀的人食用。

★桂花：桂花可止咳化痰、潤澤腸胃、排毒養顏，對於便祕有一定的治療作用。

★薰衣草：薰衣草可緩解緊張的情緒，其安定神經的功能很強，可緩解失眠、健忘等神經疾病。

★紫羅蘭：紫羅蘭可治療和緩解呼吸系統疾病，對於咽喉腫痛等症有治療作用。

養生小祕方

菊花與玫瑰花的藥用價值

最早古人愛菊就是從它的藥用價值開始的，在古書中就曾有菊花「苗可以菜，花可以藥」的記載，在《本草神農經》中，將菊花稱為「長壽花」，它的養生功效可見一斑。而玫瑰花則自古就被看作養血美容之品，人們將玫瑰花製成玫瑰膏、玫瑰餅等各種食品食用，來達到養顏美容強身的目的。

13 要治便祕補中氣，煮粥加藕見效力

諺語解讀

諺語提出了用藕粥來治療中氣不足引起的便祕的方法。蓮藕是蓮花的根莖，它原產於印度，由於其食用價值和藥用價值都很高，因此引入中國之後迅速流傳，產自蘇州的荷藕就已經被欽定為御膳貢品之一。

在民間，人們對於蓮藕也十分喜愛，讚其為「水中之寶」。韓愈也曾用「冷比霜雪甘比蜜，一片入口沉屙痊」來稱讚蓮藕的藥用功效。在江南，人們還發明了「全藕宴」，用蓮藕製作各種菜肴食用。

科學原理

中醫學認為，便祕又稱為氣祕，主要原因有中氣不足，體內燥熱、津液不足、腸胃蠕動無力等。多發於憂愁、思慮過度或久坐不少動的人；表現為排便困難，噯氣頻作，脅腹痞悶，甚則脹痛。想要緩解和治療便祕，就必須從這幾個方面對症下藥。

蓮藕性寒，味甘，中醫學認為其有「主補中養神，益氣力」的功效，常食用可促進氣血運行，緩解因中氣不足、氣虛而引起的便祕。同時，蓮藕中含有豐富的纖維素，可促進胃腸蠕動，幫助消

化，又加上其水分含量很多，因此有潤腸通便的作用；其性寒具有涼血清熱的功效，對於熱性疾病引起的便祕具有緩解的作用。因此蓮藕可說是便祕的剋星，不論哪種類型的便祕都可食用蓮藕來緩解。

應用竅門

在製作時搭配其他不同的食材可產生不同的養生功效：

★蓮藕粥中加入蓮子，具有清心潤肺的功效。

★搭配銀耳，具有滋陰生津的作用。

★搭配黑糯米、黑豆，具有滋補腎陰的作用。

★煮粥時加入糯米一同熬煮，具有補中益氣、滋陰養血的功效。

★煮粥時加入百合，具有安心養神的功效。

養生小祕方

蓮藕的養生功效

蓮藕性涼，不適宜脾胃虛寒、易腹瀉的人及孕婦、產婦食用，而特別適宜熱性體質及食欲不振、氣血不足的人食用。

14 口渴心煩躁，粥加獼猴桃

諺語解讀

獼猴桃也叫奇異果，是一種常見的水果，諺語中提到了其清心解渴、止煩躁的藥用功效。

獼猴桃在中國栽種的時間悠久，早在春秋時代的《詩經》中就可找到獼猴桃的蹤影，當時人們稱其為「萇楚」，到唐代時已經大量種植，歷史上三清道教的道徒們十分推崇獼猴桃的養生價值，稱其為「仙果」。

科學原理

獼猴桃性寒，味甘，具有調中理氣、清熱解暑、生津止渴、健胃消食的功效。在《食療本草》中曾經提到常食獼猴桃可「清熱生津，潤燥止渴」，對於因煩熱引起的心煩氣躁等症具有治療作用。

現代的營養學研究顯示，獼猴桃中含有豐富的蛋白質、維生素、微量元素等人體所必需的營養物質，其中還含有一種獨特的「獼猴桃鹼」，具有鎮定中樞神經系統、促進胃腸消化等作用，因此常使用獼猴桃可安心定神；同時，獼猴桃中富含維生素B群肌醇，具有鎮定和防抑鬱的功效，因此獼猴桃是可調節情緒的一種水果。

此外，獼猴桃還具有增強人體免疫力、消除疲勞、美容養顏、促進排毒等功效，其營養價值和藥用價值極高，在世界上被譽為「水果之王」。

應用竅門

獼猴桃特別適宜不良情緒過多，容易有抑鬱、悲傷、心煩氣躁等表現的人，及消化不良、食欲不振及患有心血管疾病的人食用。由於其性寒，不適宜脾胃較弱的人，如老人和孩子等，此外女性在生理期時也不適宜食用獼猴桃。

此外獼猴桃不可空腹食用，一般以每日不超過兩顆為宜，才能確保其營養成分完全被人體所吸收。

養生小祕方

獼猴桃的養生功效

獼猴桃因獼猴喜食而得名，相傳它是古代的舜王在曆山開墾時發現的，人們因舜的推薦而吃了獼猴桃，身體逐漸變得強壯，疾病也逐漸減少，因此流傳開來。

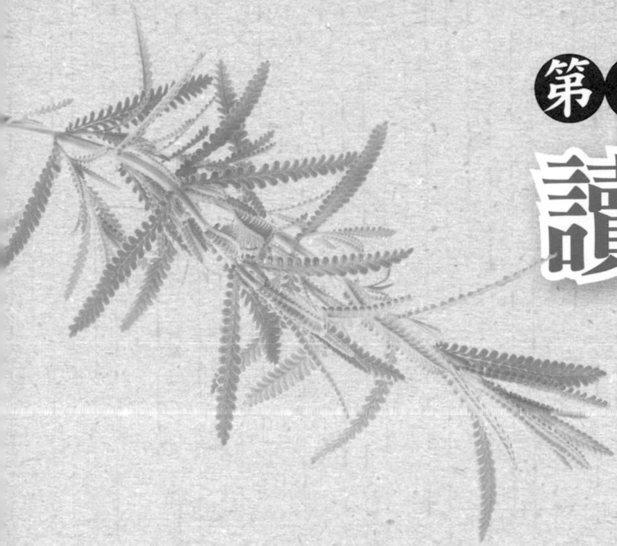

第5章

讀諺語，會運動

諺語中提到的少時練身「勁」是指「內勁」，它是傳統強身養生功法中的一個獨特概念。在金庸的武俠小說中，武藝高強的世外高手往往貌不驚人，但卻擁有一身好「內功」，這些高手可以體內的真氣來對抗於外部力量，達到「無招勝有招」的境界。小說中所描述的這種「內功」就是傳統武術中所說的「內勁」，但事實上內勁並沒有小說中所描述的那麼神奇和誇張，它反映的是一個人的體質和運動能力。

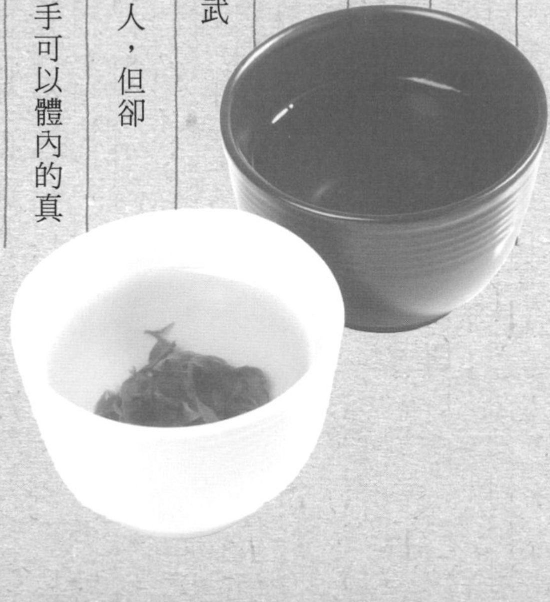

01 少時練身勁，老來少生病

諺語解讀

諺語中提到的少時練身「勁」是指「內勁」，它是傳統強身養生功法中的一個獨特概念。

在金庸的武俠小說中，武藝高強的世外高手往往貌不驚人，但卻擁有一身好「內功」，這些高手可以體內的真氣來對抗於外部力量，達到「無招勝有招」的境界。小說中所描述的這種「內功」就是傳統武術中所說的「內勁」，但事實上內勁並沒有小說中所描述的那麼神奇和誇張，它反映的是一個人的體質和運動能力。

科學原理

武學中的「內勁」實際上是指的人體肌肉活動的基本能力，包括運動和勞動中表現出來的柔韌性、力量、耐力、靈敏度及對身體的控制性等，也就是現代運動學中身體體質的概念。

身體體質是一個人體質強弱的徵象，它與遺傳有一定的關係，但與後天的鍛鍊關係更密切，因此諺語中提到的「少時練身勁」就是指年少時加強鍛鍊，提高自己的身體體質，年老時就能減少生病的機會。

應用竅門

練好了內勁可強壯體魄，透過以下運動可有效的提高自身的身體體質：

力量練習、耐力練習、柔韌性練習、靈敏度練習

舉啞鈴、伏地挺身、吊單槓等運動可增強上肢力量；下蹲運動、蹲馬步、跑步等可增強下肢力量。可藉由長跑、馬拉松、游泳等運動，及登山、跳舞、健美操等日常活動來加強耐力。

柔韌性的練習主要在於身體的拉伸，可選擇瑜伽、健美操、武術等具有延伸身體的運動，及舞蹈、拉筋、做體操等活動來提高柔韌性。

快跑、變速跑等運動，及武術、跆拳道、泰拳等交互武術運動都對於提高身體靈敏度有所幫助。

養生小祕方

內勁的意義

在武學內家修煉經典《內功經》中對於「內勁」有這樣的描述：「通、透、穿、貼、松、悍、合、堅。」就是指運動時順暢通透，身體運用自如、伸縮得當，用力時剛柔並濟、耐力持久。

02 每日頻行，必身輕目明

諺語解讀

這句諺語提到了步行的好處。步行是最常見的一種運動方式，它簡便易行，不受場地限制，運動效果又顯著，自古就十分受歡迎。

在《黃帝內經》中就曾經提到步行養生的方法，宣導人們「夜臥早起，廣步於庭」，即在早上起床後在庭院裡步行養生。清朝的養生大師曹庭棟也曾經提出：「散步者，散而不拘之謂也，且行且立，且立且行。」由此可見，步行可養生強身，但步行方法也有所講究。

科學原理

步行是人類直立行走之後的第一項運動，它是一種緩和、安全、適合所有人的運動方式，它具有以下優點：

★步行可促進血液循環，提高人體新陳代謝，增加血管彈性，預防心血管疾病。
★步行可增進心臟健康，改善心臟供血狀況。
★步行可促進呼吸，為大腦提供足夠的新鮮氧氣，具有消除疲勞、養心養腦的作用。
★步行可促進消化系統運作，增強消化吸收，同時能按摩和保養胃腸道。

★步行時眼睛接觸自然界，可恢復眼睛的疲勞，具有保護視力的功效。

★步行可提高人體免疫力，長期持續定時步行可降低糖尿病、心臟病、高血壓等常見病的發病率。

★步行可消除脂肪，不僅有益健康，還可減肥塑身。

★步行可緩解緊張的神經，使神經系統得以放鬆，具有調節情緒、安神的作用。

應用竅門

步行時應當全身放鬆，並搭配深呼吸、手臂運動等全身活動，充分活動全身。步行的速度以每分鐘一百二十步以下為宜，對於體質較弱的人來說，以每分鐘六十至七十步左右為宜，步行的時間宜每日一次或每隔日一次，若是體力較為虛弱，則步行時可時走時停、時快時慢，循序漸進。

養生小祕方

放鬆心情行走才能產生養生的效果

在古代，人們認為步行「須得一種閒暇自如之態」，放鬆心情行走才能產生養生的效果。

03 有靜有動，無病無痛

諺語解讀

諺語提到了運動養生中的一個重要的觀點——動靜結合。在傳統的養生觀念中，包括動養生和靜養生兩大部分，大多數養生學家都認為，只有將動養生和靜養生結合起來才可使身體達到最佳的狀態。

在傳統養生的運動中，有很多運動都是講究動靜結合的，比如太極拳是以「慢」、「靜」為主，但也有以「靜」轉「動」的出拳姿勢。明朝萬曆年間的王宗嶽認為，太極本就是「動靜之機」；同樣，以「動」為主的長拳等拳法中也有講究「靜」的招式。從武術的角度來說，動靜結合是練功的最高境界，從養生的角度來說，動靜結合是運動的最佳狀態。

科學原理

俗話說「生命在於運動」，運動是延緩衰老、維持健康的重要方法，運動可使人體肌肉更加強壯，也可強化人體的神經系統及心臟、肺臟、消化系統、循環系統、內分泌系統等，加快新陳代謝過程，進而獲得更高的免疫力，維持健康。但運動也要適量，若是運動過量則可能會造成肌肉拉傷等外部損傷，內臟器官也會有一定的損耗。

應用竅門

動靜結合才能保持健康，無病無痛。具體實施時，可選擇以動為主的運動和以靜為主的運動交替進行，以動為主的運動有跑步、游泳、登山、球類活動、搏擊等，以靜為主的運動有瑜伽、太極、打坐等。

運動時也要控制強度，避免過量，一般來說，運動後以脈搏不超過每分鐘一百二十次至一百四十次為宜，也可微微出汗為準。

養生小祕方

靜也是一種運動

傳統養生學認為，靜也是一種運動，讓身體可充分休息，氣血運行得以調節，在新陳代謝減慢的同時，內臟器官也可得到適當的休養，減少身體損耗而延長壽命。

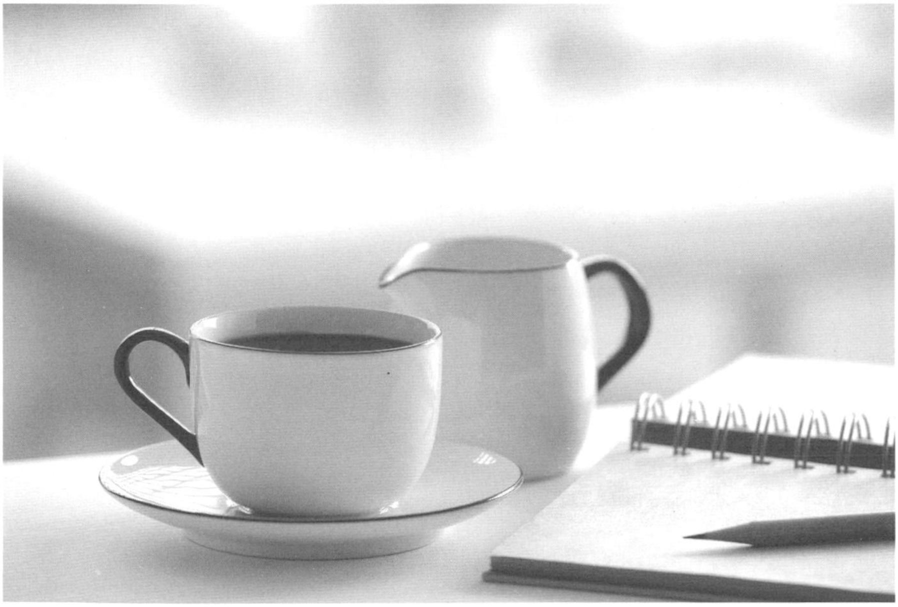

04 身怕不動，腦怕不用

諺語解讀

諺語提到了除了身體的運動之外更重要一項運動，即大腦的運動。

中醫認為，腦為「神明」之本，即大腦是人體精神的來源，「神」多則氣血旺，「神」少則氣血虛，因此大腦的健康與否，影響了人體的氣血狀況。而想要保持大腦的健康，則必須仰賴大腦的運動，即「腦不用則廢」。歷史也顯示，很多長壽的老人都有自己獨特的「腦運動」方式，例如享年一百零四歲的著名書法家孫墨佛就是透過持續學習和畫畫來維持健康的。

科學原理

運動既要包括身體的外在運動，也要包括內在的大腦運動，身體的運動是維持身體健康的基礎，而大腦的運動則是維持身心健康的基礎。研究顯示，人體的衰老是從大腦開始的，若是長期進行一定的大腦運動和健腦運動，可有效的維持大腦內的新陳代謝，促進新的腦細胞產生，進而活躍大腦，維持健康。

此外，大腦裡含有一個特殊的內分泌腺——腦下垂體，它是人體內分泌系統的總司令，不僅僅與人體的免疫系統息息相關，同時還會影響到人體的生長和發育。因此，腦下垂體的健康是免疫系統正常運行、內分泌系統平衡的基礎，若是腦下垂體衰老，則免疫系統會出現障礙，而內分泌系統也會產生紊亂，大大影響人體的健康，因此透過大腦運動維持腦健康也是維持免疫系統和內分泌系統健康的重要方式。

應用竅門

常見的健腦運動有以下幾種：

★畫畫：大腦喜歡色彩和線條，因此常畫畫可幫助大腦維持活力，提高記憶力。

★跳舞：跳舞可活化左腦和小腦，提高平衡力及邏輯思維能力。

★滑雪：滑雪可有效的活化小腦，提高身體柔韌性和免疫力的同時，增強大腦的反應能力和思辨能力。

★十指運動：十指透過經絡與人腦相連，刺激手指或做手指操等可間接運動大腦。

★腳趾運動：活動腳趾可有效的活化大腦中的腦下垂體，提高人體免疫力，維持內分泌平衡。

養生小祕方

動靜結合才能幫助身體健康

想透過運動來延長生命就必須找對運動的方式，一味的劇烈運動只會造成損耗身體，只有動靜結合才能夠幫助身體維持健康。

05 養花就怕不澆水，運動就怕不久長

諺語解讀

這句諺語提到了運動養生持續的重要性。運動的好處廣為人知，嘗試透過運動來養生健身的人也不計其數，但卻並不是每個人都可從中獲得健康，這其中的區別就在於有沒有持續，也就是諺語中提到的運動是否「久長」。德國的名醫戈費朗特曾經提到「世界上沒有一個懶人能長壽；凡是長壽的人，是一生總是積極活動的。」長期持久的運動是獲得長壽和健康的良好途徑，但若是完全依照自己的心情，運動三天打魚兩天曬網，興致高時就一鼓作氣運動整整一天，情緒低落就很久不做運動，這樣就無法達到運動養生的效果。

科學原理

現代醫學的研究顯示，要想透過運動來健身養生，就必須有一定的持久性和規律性，至少一週三次的持續運動才可達目的。若是持續運動一段時間後又放棄，那麼在停止運動的二十天之內，身體又會回到開始運動之前的狀況，可說完全前功盡棄。相反，若是能夠持續規律的運動，那麼身體的各個器官都會獲得不同程度的鍛鍊，而逐步的強健。

應用竅門

堅持運動可獲得健康，但要如何才能夠趕走「偷懶」的心理，維持規律的運動呢？

使用運動軟體

現今有很多運動軟體可建立運動檔案，不但能夠記錄每天、每週的運動量，還具有定時提醒的功能，選擇適合自己的運動軟體，可讓繁忙的上班族實現定時定量運動的目標。

選擇適宜時間

運動前要根據自己的時間和情況合理規畫，選擇時間充裕時段運動，如早晨起床運動等，避免臨時因時間衝突而放棄運動，影響運動計畫。

尋找運動伴侶

選擇志同道合且毅力堅強的夥伴一起運動，可提高運動熱情及趣味性，減少半途而廢的機率。

實施運動獎勵

根據自身情況，在每完成一階段性的運動目標後，適當自我獎勵，這樣可幫助維持運動熱情。

養生小祕方

陽光、空氣和水是生命的必需品

早在兩千四百年以前，古希臘的著名醫生、西方醫學的奠基人希波克拉底曾說過：「陽光、空氣、水和運動，是生命和健康的源泉。」由此可見，運動如同陽光、空氣和水一樣，是生命的必需品，只有像持續喝水一樣地持續運動才可獲得健康。

06 久坐傷肉，久臥傷氣，久立傷骨

諺語解讀

這句諺語源於古代的經典醫書《黃帝內經》，諺語是其中所述的「五勞所傷」之三，指出長期保持坐、臥、立等靜止狀態的弊端，也從間接提出了運動在氣血保養方面的益處。

安逸的生活是很多人奮鬥的目的，但過於安逸的生活對於健康來說卻並非好事，自古就有「勞逸結合」的說法。中醫學家提出了「形勞而不倦」的觀點，即適當的運動和勞動不但不會造成身體的損失，反而會讓人精神百倍，有益健康。

科學原理

身體若是久臥不動，經絡內的氣血運行就會受到影響，而造成氣滯血瘀。而久坐則會導致全身氣血運行緩慢，久而久之就會造成肌肉鬆弛無力，也就是諺語中所說的「傷肉」；此外，久坐還會影響正常的消化吸收，導致腸胃蠕動減慢，易誘發胃腸疾病。站立需要腰背部的力量支撐，長時間站立就會造成腰骨損傷，從中醫學的角度來說，「腰為腎之府」，「腎主骨」，因此久站就會造成骨骼損傷。

想要避免這些健康威脅，就需要經常運動，所謂「動則不衰」，運動可促進全身氣血流通，使得骨骼肌肉都得到滋養。

應用竅門

坐一小時，運動一次

每坐一小時，應起身活動一下，做一些類似伸懶腰、擴胸、抬腿、仰頭、走動的小動作。

保持正常睡眠時間

除了按時睡覺、不熬夜以外，你應將自己的睡眠時間控制在八小時左右。

避免長時間同一姿勢站立

一般情況下，站立半小時便應適當休息，若你的工作需要你長時間站立的話，應盡量避免固定同一姿勢，而是應多走動，或是站立時左右腳輪流支撐身體重心。

養生小祕方

人體長期不運動或勞動會影響人體健康

中醫認為，人體若是長期不運動或勞動，而久坐、久臥或久立，就會影響人體的氣血運行，危害人體的健康，這是因為人體的健康有賴於氣血的運行，而長期不運動則有可能導致肌肉功能下降，進而造成氣血瘀滯，影響健康。

07 行走疾如風，血脈上下通

諺語解讀

諺語提到了快步走這種簡便的運動養生方法，並指出了透過快步走可貫通全身血脈，使氣血暢通。

在四大名著之一的《水滸傳》中，「神行太保」戴宗練就了一身好本領，最特別的就是他能夠日行數百里，真可謂行走疾如風。我們練習快步走無需達到戴宗的水準，通常每小時行進五．五公里以上就可被稱為快步走了，平均每分鐘應當走一百二十步以上，就可達到運動的目的。

科學原理

快步走具有調節全身氣血運行、強身健體的作用，它對於身體的保健作用十分全面：

健腦

快步走可促進大腦內的「快樂荷爾蒙」腦內啡的分泌，產生調節情緒、提升精神的作用，幫助人體保持身心健康。

強健骨骼

快步走時全身骨骼所受到的衝擊力較小，與站立或散步時大致相同，因此不會造成運動損傷；此外，快步走相當於對全身關節和骨骼進行一定量的力量訓練，可增進骨骼活力，預防骨質疏鬆症。

增進心肺功能

快步走時肺部氣流量增大，能加快心臟和肺部的新陳代謝，促進更多的新鮮空氣進入體內，按摩心臟和肺臟，增進心肺功能。

健脾胃

快步走可增進腸胃的蠕動功能，幫助消化，增進食欲。

應用竅門

快步走可健身養生，運動時一定要注意以下事項，才能發揮最佳效果：

運動前先熱身

與散步等較為緩和的運動相比，快步走的運動強度較大，因此不常運動的人在快步走前一定要先熱身，避免造成運動損傷。可藉由慢跑、散步、下蹲運動來熱身。

循序漸進

初次進行快步走運動時間不宜過長，以十五至二十分鐘左右為宜，持續運動一周左右可適當的延長運動時間、加快行走速度，直到每日或每隔日三十至六十分鐘左右為宜。

裝備和場地

快步走要選擇較為平坦開闊、障礙物較少的場地，並穿著舒適專業的運動鞋和運動衣。

養生小祕方

健走，是人類最好的醫藥

早在幾千年前，西方醫學之父希波克拉底就曾經說過：「健走，是人類最好的醫藥。」而在中醫學中也有「走路是百煉之祖」的說法，透過有規律的快步走，可達到健身養生的目的。

08 早起打坐，一天快活

諺語解讀

打坐是很多武俠小說和影視作品中常見的場景，它同時也是一種源遠流長的運動養生方法。相傳壽至八十五歲的陸放翁也是一位靜坐愛好者，在閒暇時常透過靜坐來調節自身氣血運行。

科學原理

宋朝著名的詩人蘇東坡曾經描述自己練習靜坐的過程，提到「試行二十日，精神自已不同，覺臍下實熱，腰腳輕快，面目有光。」由此可見，靜坐是一種簡便高效的養生方式。

靜坐時，身體非常放鬆，此時心跳和新陳代謝都減慢，身體的各個器官都得到了適當的休息，而調勻呼吸又具有按摩呼吸系統的作用，不但能夠鍛鍊到平時較少活動的呼吸系統，還可促進整個呼吸系統健康，預防和治療一些慢性呼吸系統疾病。此外，靜坐時大腦活動減少，達到了徹底放鬆的狀態，可促進腦神經健康。

此外，研究顯示，靜坐還具有調節心理的作用，幫助人體消除不良情緒，減少抑鬱、自卑、憤怒等負面情緒，促進快樂、熱情、喜悅等正面情緒產生，因此靜坐可說是身心雙調的健身方式。

應用竅門

靜坐應當選在適宜的時間進行，諺語中提到的「早起打坐」就是一個不錯的選擇。清晨人體內的各個器官剛從休息中蘇醒過來，此時靜坐可調節全身氣血，幫助各個器官蘇醒，為一天的工作和生活做好準備。

此外，靜坐時應當穿著較為寬鬆的衣物，選擇通風、乾淨且較為安靜的場地進行。靜坐的時間可根據自身情況調整，通常初學者可從十分鐘開始，再逐漸延長，最後達到每日靜坐二十到三十分鐘左右即可。

養生小祕方

透過靜坐來強身健體

從古至今，世界各地都有透過靜坐來養生的方法，無論是佛教、道教還是古印度的瑜伽招式中都有。這種「靜運動」的養生方法在文人墨客中更是廣為流傳，唐朝著名的詩人白居易就曾經透過靜坐來強身健體，並留下了「中宵入定跏趺坐，女喚妻呼多不應」的詩句。

09 夏練三伏降酷暑，冬練三九傲霜寒

諺語解讀

「冬練三九，夏練三伏」是古代武林高手們在習武時的訓練準則，諺語中特別提到了夏季要透過鍛鍊達到抵禦酷暑的目的，而三九寒冬則要透過鍛鍊達到抵擋霜寒的目的，也就是根據季節調整運動方式來對抗氣候變化，以強身健體。

科學原理

在中醫學中有一個重要的理論是「天人合一」，中醫學家們認為，人是自然界的產物，只有順應自然才能夠使身體達到最佳狀態，在運動方面也一樣。養生學家們認為，四季寒暑變化是由於自然界的陰陽之氣變化所形成的，要想以運動來養生強身，當然也需要順應四季陰陽之氣，只有這樣才能夠抵抗極寒極暑的自然之氣，達到諺語中所述的在三九天抗寒、三伏天抗暑的目的。

春季，自然界陽氣上升，陰氣開始下降，天氣逐漸轉暖，此時適宜進行戶外活動，如踏春、登山、跑步等，此時的運動量可適當的增加，以提升人體陽氣，增強體質，預防春季易滋生的各種傳染性疾病；夏季自然界陽氣最盛，尤其是三伏天暑熱襲人，此時適宜選擇清涼通風的場所從事較為「靜」的運動，如太極、打坐、瑜伽、游泳等，透過這些運動調養身心，達到對抗暑熱的目的；秋

季陰氣開始上升，天氣逐漸轉涼，也十分適宜進行室外活動，此時可加大運動量，跑步、游泳、打羽毛球等運動都適宜；冬季天氣寒冷，三九天內寒氣較盛，在注意保暖的同時進行有氧運動，可促進身體的新陳代謝，抵抗嚴寒，增進體質。

應用竅門

根據四季氣候變化選擇適宜的運動能夠幫助身體適應自然界的環境，但運動時要注意以下注意事項：

★在運動時要隨時掌握氣候變化，注意隨時調整衣物和運動方式，避免受寒受熱。

★在季節交替時往往易滋生各種傳染病，運動時要選擇空曠的場地，以戶外運動為佳，避免長時間在室內運動，以免感染疾病。

★運動時間應當順應天時，夏季天長夜短，應當晚睡早起運動，冬季天短夜長，可適當延緩晨起運動時間。

養生小祕方

根據季節和節氣選擇合適運動方式

根據季節和節氣選擇合適運動方式的養生方法古已有之，自古民間就流傳著節氣操及四季操，這些都是人們根據自然界中的氣候變化和陰陽變化歸納出的運動方式，透過這些簡單的健身運動可達到四季養生的目的。

10 常練筋長三分，不練肉厚一寸

諺語解讀

諺語中指出了運動對於身體的鍛鍊主要在於「筋」和「肉」兩個方面，這裡的筋指的是筋骨，而肉則指的是肌肉，現代人往往過於重視肌肉的鍛鍊，卻忽視了「筋」的鍛鍊。

在傳統武術的典籍中，對於練「筋」的描述不計其數，甚至有天下武技，以「練筋」為第一要義的說法。而著名的武學典籍《易筋經》，也得名於「筋」的奇特鍛鍊方式。在武俠小說中，武功高手們一旦被挑斷手筋腳筋，就不但武功盡失，而且連日常生活也會受到影響，那麼筋究竟是什麼？它為什麼如此重要？如何運動才能產生練筋的效果呢？

科學原理

在《易經》中曾經提到：「筋乃人之經絡，骨節之外，肌肉之內，四肢百骸，無處非筋，無處非絡，聯絡周身，通行血脈而為精神之輔。」此處「筋」指的是人體內的經絡，它連接全身的各個器官，是氣血運行的通道，因此筋是否強壯健康是人體的氣血是否健康的主要關鍵。

在中醫學中，筋不僅僅是指經絡，還包括現代醫學中的肌腱、韌帶及骨骼肌等部位。筋附著在骨頭上，具有收縮肌肉、聯絡關節、固定骨骼等作用，中醫學甚至認為，人體的力量主要來源於

「筋」，有「筋長者力大」的說法。因此可說「筋」的健康就是骨骼的健康，一旦「筋」老化，那麼人體內部骨骼之間的互相摩擦也會增多，進而導致骨骼老化，因此筋的健康，也是骨骼的健康。

應用竅門

在鍛鍊筋的過程中需要注意以下注意事項：

★拉筋運動前要先熱身，如活動腰部、頸部等，及身體各個關節，促進其氣血運行，避免氣血瘀滯導致運動損傷。

★拉筋運動要根據自身狀況循序漸進，切不可硬拉，以免拉傷。

★拉筋後可喝一杯溫開水，有利於全身氣血運行。

★孕婦或生理期的女性不適宜過度拉筋，以免導致氣血運行紊亂。

養生小祕方

筋的健康關係到體內氣血和骨骼的健康

想要鍛鍊筋可透過拉筋等日常運動，也可選擇包含拉筋動作的武術、瑜伽等運動方式。

11 白天多動，夜間少夢

諺語解讀

諺語提到了透過運動來提高睡眠品質的方法。睡眠品質不良是很多現代人的困擾，而失眠、多夢、易驚醒等睡眠障礙都可透過科學的運動而緩解。

美國西雅圖的神經學博士曾經做過一項著名的研究，他將一些患有睡眠障礙的女性分組，各組女性的運動量都不同。研究結果顯示，在一年之後，每天保持適量運動的女性，睡眠障礙改善很多，而完全不運動的女性則依然被睡眠障礙所困擾。美國睡眠協會的研究也顯示，經常參加運動的人比普通人的睡眠品質更高，他們往往更快入睡，睡眠時間更長。為什麼運動具有這種神奇的功效，哪些運動可有效的提高睡眠品質呢？

科學原理

研究顯示，透過適量的運動可影響體內多種荷爾蒙的分泌，調節全身的內分泌。其中最重要的是，運動還可促進人體產生一種叫做腦內啡的物質，這種物質是一種強鎮定劑，具有穩定情緒的作用，可產生良好的催眠效果。運動對於情緒的調節作用也十分明顯，透過運動可促進體內分泌快樂荷爾蒙，有效消除負面情緒。此外，定時定量的規律運動也可調節身體的生理時鐘，對於定時入眠具有正面效果，而運動之後身體會產生輕微的疲勞感，也有利於迅速入睡。

應用竅門

運動有助於提高睡眠品質，哪些運動可促進睡眠，如何運動才能真正起效呢？

運動方式的選擇

睡眠品質較差的人往往白天精神也很差，渾身無力，因此可選擇運動量較小、較為舒緩的運動，如散步、慢跑、游泳、爬山、騎單車、跳繩、做健美操等，也可透過瑜伽、打坐等「靜運動」來調節情緒，提高睡眠品質。

如何運動

運動時間宜選擇早上或下午，每天定時定量的運動有助於身體形成生物鐘，定時入眠，運動強度以微微出汗為準，不宜運動過量，否則反而導致精神興奮，加重失眠狀況。

養生小祕方

運動提高睡眠品質

現代醫學的研究顯示，睡眠障礙主要是由於內分泌失調所引起的，體內多種荷爾蒙分泌紊亂就會誘發失眠、多夢、睡眠淺等睡眠障礙。同時，睡眠障礙也是一種情緒疾病，它與人的情緒變化關係密切，若是長期處於抑鬱、悲觀等負面情緒之下，就十分容易出現睡眠障礙。而運動則可從內分泌和情緒兩方面來調節身體，提高睡眠品質。

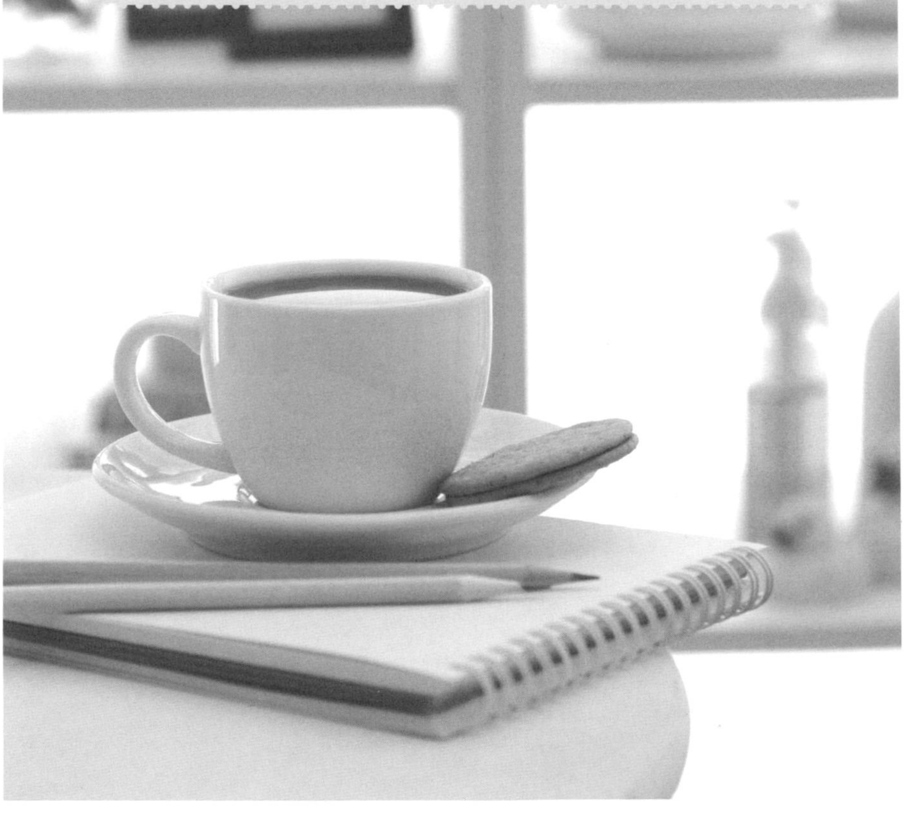

12 鋤頭能壯筋骨，汗水能治百病

諺語解讀

諺語提到了常被人們所忽視的一種特殊的運動方式——勞動。在現代生活中，常常有人感歎生活節奏太快，工作生活繁忙，抽不出時間來運動強身。但事實上，如果勞動得當，那麼也會產生運動強身的效果，正如諺語中所說，「鋤頭等壯筋骨，汗水能治百病」。

不論古今中外，勞動都是長壽的良方之一，在民間廣為流傳的《十叟長壽歌》中就曾經提到「服勞自動手」，也就是說勞動親力親為才能長壽。相傳過去英國有一位叫做湯瑪斯·佩普的農民，在一百多歲時仍然照樣下田幹活，身體健康如常，是當地有名的人瑞，皇室對其十分感興趣，便把他請進皇宮，以美食美酒招待，沒想到不再勞動的他不久便壽盡於皇宮之中。由此可見，保持勞動正是他維持健康的重要途徑之一。

科學原理

勞動養生的道理在傳統中醫中早有論述：「勞其行者長年，安其樂者短命。」意思是指，勞動可增進人體活力，而延年益壽；相反，過度安逸、整日閒散的生活對健康極為不利。

醫學研究工作者曾經調查千位九十歲以上的人瑞，結果發現，在這些老人中，體力勞動者高達百分之九十五，腦力勞動者為百分之五左右，而大部分的老人在九十歲甚至百歲之後還在勞動。這就證明了勞動可促進長壽的養生道理。

從醫學角度而言，長期參與體力勞動者因為工作需要，四肢會經常處於忙碌狀態，這便無意中鍛鍊了身體，使體質增強；而勞動容易產生飢餓感與疲勞感，食欲便會提高，自然會吃飯香而睡眠品質提升；另一方面，勞動也會提高心血管功能與消化功能，使脈搏變得有力，增進血液流通，進而降低血脂與血壓，加速新陳代謝。

應用竅門

既然勞動具有保健、養生與防病三方面的作用，那麼，在現實生活中便應做到：

少懶惰

現代人之所以容易染上各種疾病，關鍵就在於太「懶」，懶於運動、懶於做家事、懶於參與社會活動。但事實上，一旦懶起來，便會給慢性疾病可乘之機。

少宅

現代宅男宅女最典型的特徵就是不愛動，要走出宅的狀態才有機會參與活動。

多給自己找工作做

平時，多做家事，上樓梯時少坐電梯，上班之前早起步行半小時，多讓自己處於運動、勤快狀態下，患病機率便會大大下降。

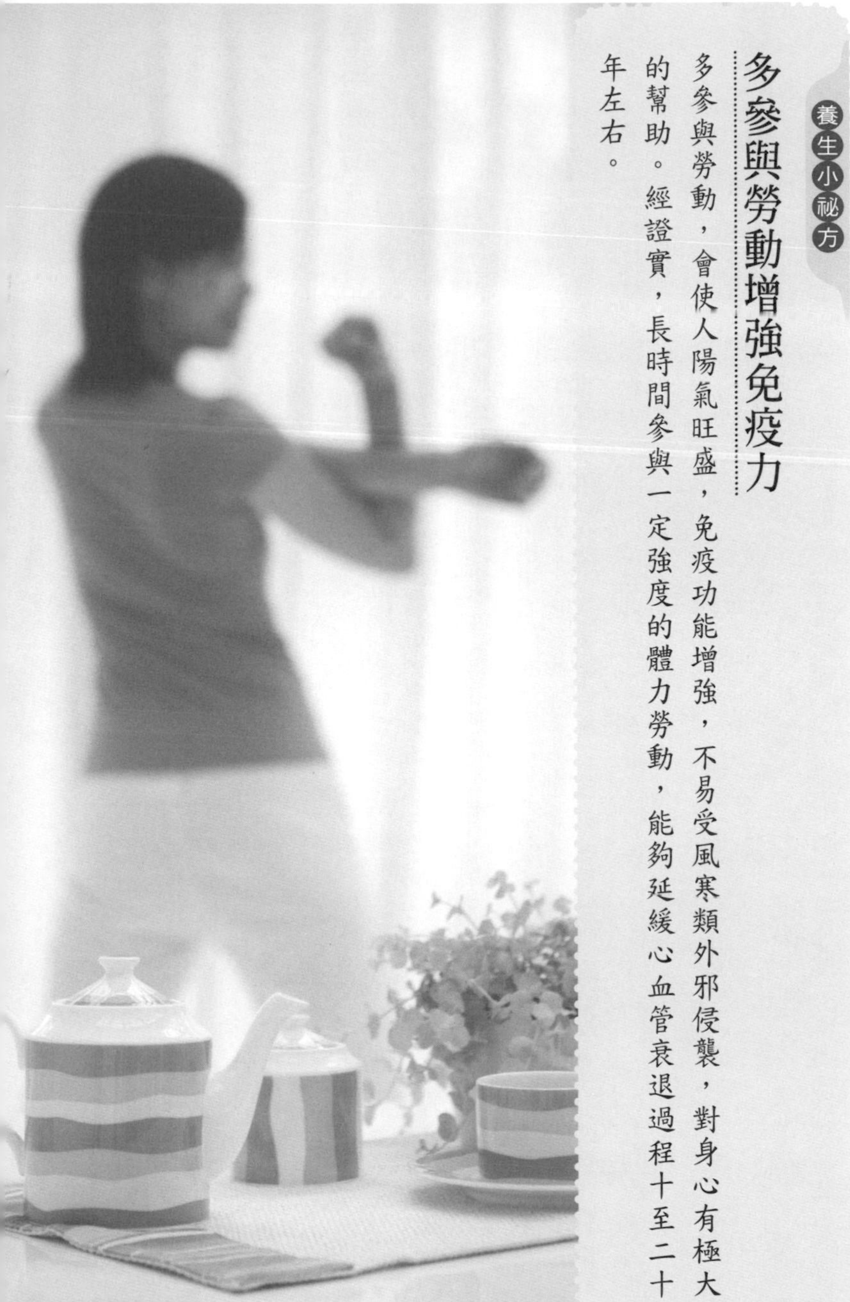

養生小祕方

多參與勞動增強免疫力

多參與勞動，會使人陽氣旺盛，免疫功能增強，不易受風寒類外邪侵襲，對身心有極大的幫助。經證實，長時間參與一定強度的體力勞動，能夠延緩心血管衰退過程十至二十年左右。

13 吃飯不要鬧，飯後不要跳

諺語解讀

吃飯與飯後不要立即運動，吃飯時應保持安靜與專注，才不會使腸胃受到傷害，飯後也應先靜坐之後再運動，而不可立即蹦蹦跳跳，以免增加胃腸負擔，使消化功能受到影響。

「吃飯不要鬧」主要指進食應保持安靜，特別是年幼的兒童，在吃飯時打鬧必然會使進食受到影響，久而久之，就會損害消化功能，進而影響健康。「飯後不要跳」，指的是吃飽後，胃部的負擔加重，若是蹦蹦跳跳，極易損害胃部，特別是那些本身就有胃下垂症狀的患者，否則會使病情加重。

科學原理

在古代專門論述進食養生經驗的《馬琬食經》中明確指出：「凡食，欲得安神靜氣，呼吸遲緩。」而此處所說的「安神」，便是指在進食時，應盡量將頭腦中的各種瑣事拋開，將自己的注意力集中到飲食上。若是在進食中，頭腦中依然思緒萬千，或是一邊看電視、看書報，一邊吃飯，注意力未能集中於飲食上，使自己心不在「食」的話，那麼，食欲便會減低，直接的後果便是消化吸收效果受到影響。

此外，現代醫學也已證明，劇烈運動時，體內的交感神經會處於極度興奮狀態，而副交感神經會受到抑制，而胃腸中的消化液分泌主要是因副交感神經興奮而增強的，當交感神經興奮時，消化液便會減少，消化作用便會受到抑制。而另一方面，飯後腸胃中裝滿了食物，立即劇烈運動，強烈的震動會拉扯到胃腸道的腸系膜，或引發胃腸道平滑肌痙攣，導致腹部疼痛等症狀。

應用方法

正確的進食與飯後運動，有益於我們日常養生其原則如下：

專心吃飯

現代人中多「一心兩用」，這類人往往忙碌到就連吃飯時間也不放過，他們習慣一邊吃飯一邊看電視或一邊看書，殊不知，這樣很容易造成消化不良。專心吃飯不僅會讓你吸收到更多的營養，同時更能讓你體會到食物的美味與飲食的樂趣。

依據餐點與食用量決定運動時間

飯後與運動的間隔時間，應依據餐點與食用量及年齡、體能與運動強度等而決定，若運動前的用餐量較大，且多以高脂肪、高熱量、高蛋白質的食物為主，那麼，運動間隔應在兩小時間以上；若用餐量較少，且多以碳水化合物為主，間隔時間便應縮短為三十分鐘到一小時之間。

依據個人體質判斷飯後運動時間

一般而言，體質較弱的人與不常運動的人，最好在飯後三十分鐘至一小時運動最好。若要參與劇烈的競賽或正式的鍛鍊，則應在飯後一個半小時再進行。

飯後散步或輕微運動

飯後不宜劇烈運動，並不代表飯後任何運動都不行，每個人都可根據自己的身體狀況，在飯後半小時進行一些適量的運動，如散步或其他一些輕微的運動，這對於增進健康是極為有益的。

養生小祕方

吃飯時保持安靜

早在古代便有「食勿大言」與「食不語」的訓誡，吃飯時保持安靜，是基本生活品德。吃飯時若喋喋不休、口沫四濺，則既不衛生，又會妨礙到自己或他人的進食。而若飯後劇烈運動，身體便會應將原本應供應到胃、腸等消化系統的血液優先供應至肌肉系統，消化器官與腸胃組織中的血液減少，進而影響食物的消化與吸收。

第6章

讀諺語，享長壽

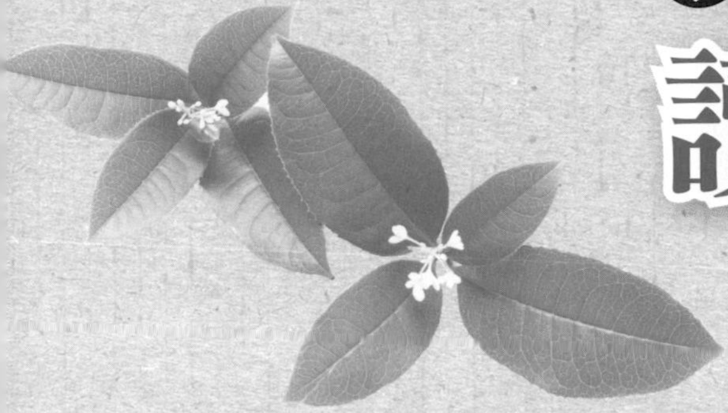

春秋時期，孔子便提出了「仁者壽」、「有大德必得其壽」的觀點；而《道德經》中也有「德是壽之本」、「壽源於德」之說，此二語與孔子所主張的「仁者壽」一脈同源。有關「大德必得其壽」的論述，在中國古代著作中還有很多，如《左傳》有語：「有德則樂，樂則能久。」名醫孫思邈則言：「養生之道，重在養神；養神之要，重在養德。德行不全，縱服玉液金丹，未能延壽。」

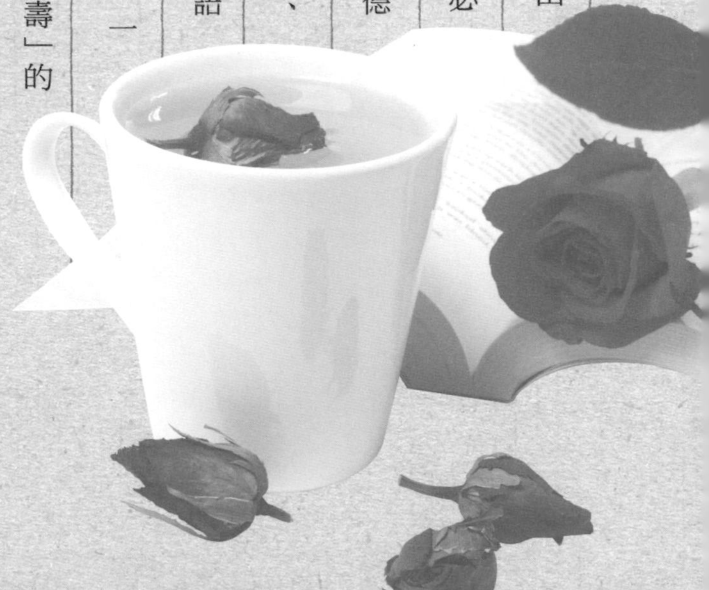

01 不怕人老，只怕心老

諺語解讀

諺語提到了「人老」和「心老」兩個概念，其中「人老」指的是身體的衰老，它反映的是人體的生理年齡，而「心老」指的是心理的衰老，它反映的是人體的心理年齡。

在金庸的武俠小說《射雕英雄傳》中，「老頑童」周伯通雖然外表看起來已年紀不小，但卻有著一顆像小孩子的心，喜歡玩，喜歡新鮮的東西，永遠充滿了好奇心。這個「老頑童」就是一個典型的心理年齡較小的代表。

科學原理

現代醫學認為，每個人都有三個年齡，一個是實際年齡，一個是生理年齡，另一個是心理年齡。生理年齡反映了身體實際的狀況，包括內分泌狀況、新陳代謝狀況、內臟及外表的健康狀況等；而心理年齡則是人體的心理特徵所表現的年齡，它與實際年齡不一定相符。

醫學家們認為，人的心理年齡可分為幾個主要的階段：胎兒期、乳兒期、幼兒期、學齡期、青少年期、青年期、中年期、老年期。每個年齡階段都有其獨特的心理特徵，例如心理年齡處於青少年期和青年期的人往往熱情百倍，天真活潑，而心理年齡處於中年期的人則較為成熟穩重，但一旦心理年齡進入老年期，就會出現自卑、悲觀、缺乏熱情等負面情緒。因此若想要獲得長壽和健康，就首先要調整自己的心態，減小自己的心理年齡，也就是達到諺語中所說的「心不老」的狀態。

應用竅門

醫學研究顯示，決定心理年齡的因素很多，包括社交、活動、運動、學習等，具體來說，可透過以下幾個方式來使自己的心理保持年輕：

★積極參與社交活動可保持對生活的熱情，在社交活動中與人交流也是維持良好的心態所必需的。

★不斷的學習新的知識，如畫畫、音樂、外語等都可充實業餘生活，增進自身活力。

★注重外表，適當的將自己打扮得年輕一點可從心態上保持年輕。

★適當的看年輕人喜歡的節目，瞭解年輕人的流行趨勢和話題會使人產生對社會的融入感。

養生小祕方

心不老則人不老

有統計顯示，凡是長壽的老人往往就像「老頑童」一樣對生活充滿了熱情，「心不老則人不老」。如美國芝加哥大學就曾經針對老年人的心理年齡作過專門的研究，結果顯示，老人的心理年齡往往和健康有關，心理年齡較小的老人身體較為健康，而心理年齡較大的老人則身體健康狀況較差。

02 人無憂，故自壽

諺語解讀

諺語中提到了情緒與長壽之間的關係，指出無憂無慮是獲得長壽的途徑之一。美國研究人員對七百多位百歲老人進行了長達三年的跟蹤研究，最後的結果顯示，無憂無慮、心氣平和是這些百歲老人共同的特徵。

為什麼憂慮會影響健康？心情和長壽之間到底有哪些關係呢？

科學原理

中醫認為，人的七情六欲不僅僅會影響心理健康，還會影響生理健康，而憂慮正是一種會對健康產生負面影響的情緒。人在憂愁和焦慮時，會影響體內正常的氣血運行，久而久之，就會導致氣血運行紊亂，進而影響各個內臟和器官的運作，直接威脅健康。

現代醫學研究也有相似的理論，研究學者們發現人的情緒與大腦邊緣系統的活動有關，當人情緒變化時，大腦邊緣系統就會受到刺激，進而影響內分泌系統，以分泌荷爾蒙來調節情緒的影響。研究顯示，正面的情緒如快樂、喜悅等對於內分泌系統會產生正面的影響，促進其分泌快樂激素，平衡內分泌；而憂愁、焦慮等負面情緒對於內分泌系統則會產生極其負面的影響，不但會造成內分泌紊亂，還會影響胃腸等內臟，誘發胃潰瘍等腸胃疾病。因此，想要保持健康、獲得長壽，就必須從心理上趕走憂愁和焦慮等情緒，達到少憂少慮甚至無憂無慮的狀態。

應用竅門

無憂無慮是要如何才能達到這種境界呢？可透過以下幾個步驟來消除憂慮。

★**找到憂慮的事：**將自己在憂慮的事情全部寫下來，可根據自己憂愁的程度從上到下排序。

★**尋找憂慮導因：**仔細分析每一件憂愁的事情，分析其導因是什麼？例如對自己的工作感到憂慮，那麼導因可能是對自己工作能力的缺乏自信或對工作前景感到茫然等。

★**做最壞的打算：**思考每一件憂慮的事情所會產生的最壞結果是什麼，例如被革職、無法升職等，再考慮如果產生最壞的後果該如何應對，做好心理準備。

★**思考解決方法：**寫下每一項事情的解決方法，並著手實施。

★**樂觀面對：**在找到解決方法之後懷著樂觀的心情面對，相信事情都會變更好。

養生小祕方

長壽的祕訣

在二〇一二年愛丁堡馬拉松比賽的參賽者中，有一位年過百歲的老人法魯賈・辛格，生於一九一一年四月一日的他已經參加了數次馬拉松比賽，二〇〇三年時，還曾以五小時四十分鐘完成多倫多馬拉松，這是九十歲以上的老人在馬拉松比賽中的最好成績。當記者們向辛格詢問他保持健康的祕訣時，他說：「心存感激，無憂無慮，這或許就是我長壽的祕訣。」

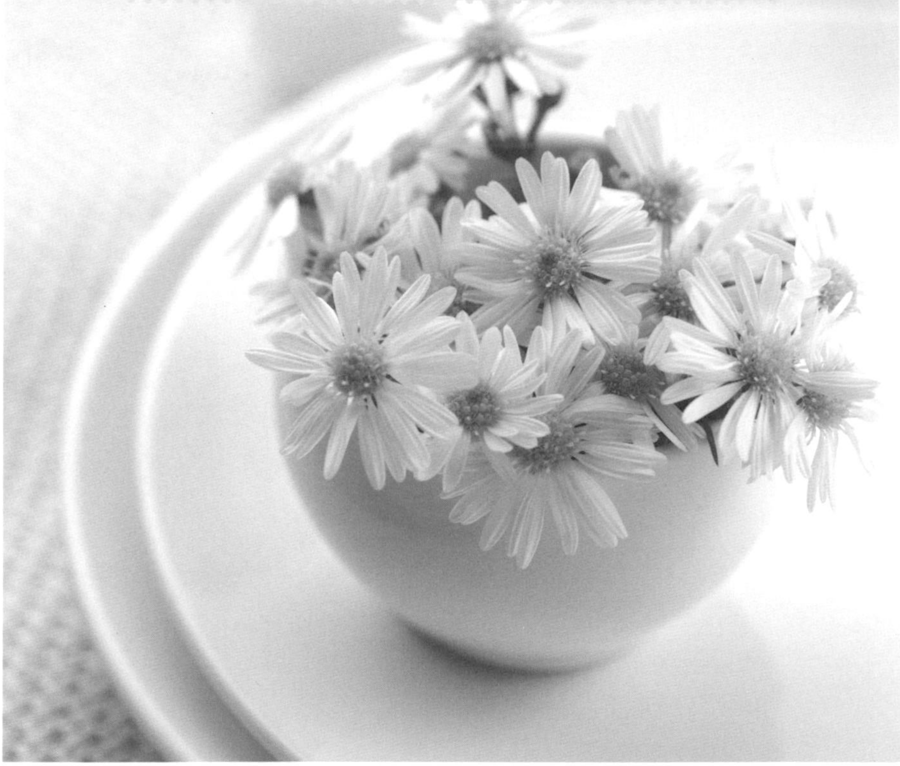

03 勸君莫奏黃昏曲，老人應唱春之歌

諺語解讀

此諺語所追求的其實是精神上的積極態度：就算你已是遲暮老人，也不應只彈奏那些哀唱黃昏的歌曲，而是應多去唱一些歌頌春天的歌曲。此處的「黃昏曲」與「春之歌」，前者指的是歎息青春已逝、心境黯然的悲傷情緒，而後者所指的卻是積極樂觀、開朗的燦爛心情。

而此諺語所指出的道理也非常簡單：日曆年齡並不是人生青春的唯一標準，心境上的積極傾向也能夠創造出永恆的春天。比如，同樣描述秋景，元代戲曲作家馬致遠由於消極思想濃厚，他所描述的秋日便是：「枯藤老樹昏鴉，小橋流水人家，古道西風瘦馬，夕陽西下，斷腸人在天涯。」景物之蕭瑟、意境之淒美，令人讀之悲切、聞之蒼涼。但唐代「詩豪」劉禹錫卻將秋景寫得另具一番豪邁之情：「自古逢秋悲寂寥，我言秋日勝春朝，晴空一鶴排雲上，便引詩情到碧霄。」其情感開朗躍然紙上，令人讀之不由嚮往。

毫無疑問，相較於一味的悲苦、消極心境，積極、開朗的心境無疑對養生更為有益。

科學原理

其實，心境養生在中國古代著作中多有闡述。莊子不僅是道家主要創始人，同時也是一位養

生專家，他認為，人生在世，應保持樂觀的態度。他曾以「水澤之野鶴」來比喻：生活在水澤中的野鶴，十步一啄，百步一飲，一生逍遙，所以情緒樂觀，因而得以生存得更長久；但關在籠中的鳥兒，因為意志消沉、鬱鬱寡歡，所以羽毛憔悴、低頭不鳴，因此也往往無法久活。

除了莊子以外，《素問・上古天真論》中也提到：「恬淡虛無，真氣從之，精神內守，病安從來？」《內經》中有同樣論述：「以恬愉為務，以自得為功。」而這些養生古語皆是在說：人若可充分地利用喜樂這種良性的情緒與心態，對於全身的氣血暢達與調和是非常有好處的，更有益於保健、養生與健康長壽。

古典養生書籍中多指明，樂觀積極的思想是長壽的一大要素，而現代醫學研究也證明，一個人的心境與身體健康、所生疾病有著密不可分的關係。

應用方法

其實，境由心造，人生是苦還是樂，你是生活在陰影還是在陽光之中，只在一念之間。想要讓自己多唱「春之歌」，少奏「黃昏曲」，你便應盡量做到以下幾點：

愉悅自我

保持快樂心境的關鍵在於，你應學會愉悅自我、安慰自我，更應善於主動發現與尋找生活的樂趣，要做到知足常樂、自得其樂，並能在尋找樂趣的過程中，享受生活中所發生的每一個精采瞬間。

學會知足

知足是相對而言的，並不是指放棄追求目標與理想，而是不管做什麼、如何生活，都不可脫離現實，而是應從現實中去尋找自己的所擁有的，為人應真誠厚道，做事應光明磊落，保持寬容之心、平衡之心與滿足之心，唯有這樣，才能知足，才能開心快樂。

不比較，把握自己所擁有的

比較產生的距離，必然會使我們產生無盡的煩惱。在煩惱纏身的情況下，必然會食不下嚥、難以入眠，久而久之，便很容易病魔纏身。所以《內經》中有語：「美其食，任其服，樂其俗，高下不相慕。」只欣賞自己所擁有的，珍惜身邊的一切，才為長壽之道。

養生小祕方

積極樂觀的人不易罹患慢性病

現代醫學證明，那些積極樂觀的人不易罹患慢性病、精神疾病或其他重大疾病，即使罹病，也往往會因為心理上的負擔較少而很快康復；但消極、悲苦往往會對人體健康產生較大的負面影響，使人容易罹患內臟、大腦與精神方面的各種疾病。

04 心懷坦蕩，福高壽長

諺語解讀

這句諺語提到了胸懷坦蕩和健康之間的關係，在孔子的《論語》中曾經提到「君子坦蕩蕩，小人長戚戚」，指出胸懷坦蕩是君子的必備條件，實際上，胸懷坦蕩也是健康和長壽的必備條件之一。

在《三國演義》中就有很多因胸懷大小而影響健康的例子，吳國的都督周瑜因為心胸狹窄，總是斤斤計較，因此被諸葛亮抓住要害，屢次被氣得吐血，最終落得個英年早逝的下場。相反，魏國的司馬懿在面對諸葛亮的激怒時就表現出寬大的胸襟，對眾多羞辱一笑置之，所以不但取得了戰爭的勝利，而且也獲得了長壽，甚至有學者提出司馬懿就是贏在了健康和長壽上這個觀點，相信其健康的體魄與其較為開闊的心胸也有一定的關係。

科學原理

在民間有「心胸寬大能撐船，健康長壽過百年」的諺語，意思是說胸懷坦蕩、包容力強、懂得寬容的人才能夠獲得健康。

胸懷坦蕩，首先就是要學會寬容，寬容是一種對別人的態度，也是一種自身的心態。心態寬容，就能夠理性的看待與自己想法不同的人和事，就能夠正確的面對在人生中遇到的各種困難，有助於培養正面情緒，消除負面情緒，有助於維持心理健康。

此外，胸懷坦蕩的人往往身體健康指數也較高，有位心理學家曾經說過：「人類要開拓健康之坦途，首先要學會寬容。」胸懷坦蕩，寬以待人是獲得心理健康和生理健康的坦蕩大途，刻意的培養自己的心胸也是情緒養生的良方之一。

應用竅門

想要擁有坦蕩蕩的胸懷是不可一蹴可幾的，需要在日常生活中循序漸進的培養。

飲食調理

中醫認為，人的性格和情緒與飲食有一定的關係，心胸狹窄、易怒的人從體質上來說屬於肝火過旺或肝氣鬱結的類型，在飲食上可多吃具有疏理肝氣功能的食物，如蘿蔔、芹菜、橘子、柚子、柳丁、佛手柑等。

生活調理

在生活中，要交對的朋友，多同心胸開闊的人交往，學習他們的為人處世方法，遇到事情時可與他們商量，還有多從正面角度進行思考，將眼光放遠放長，若有憤怒的情緒可透過深呼吸來轉移注意力。

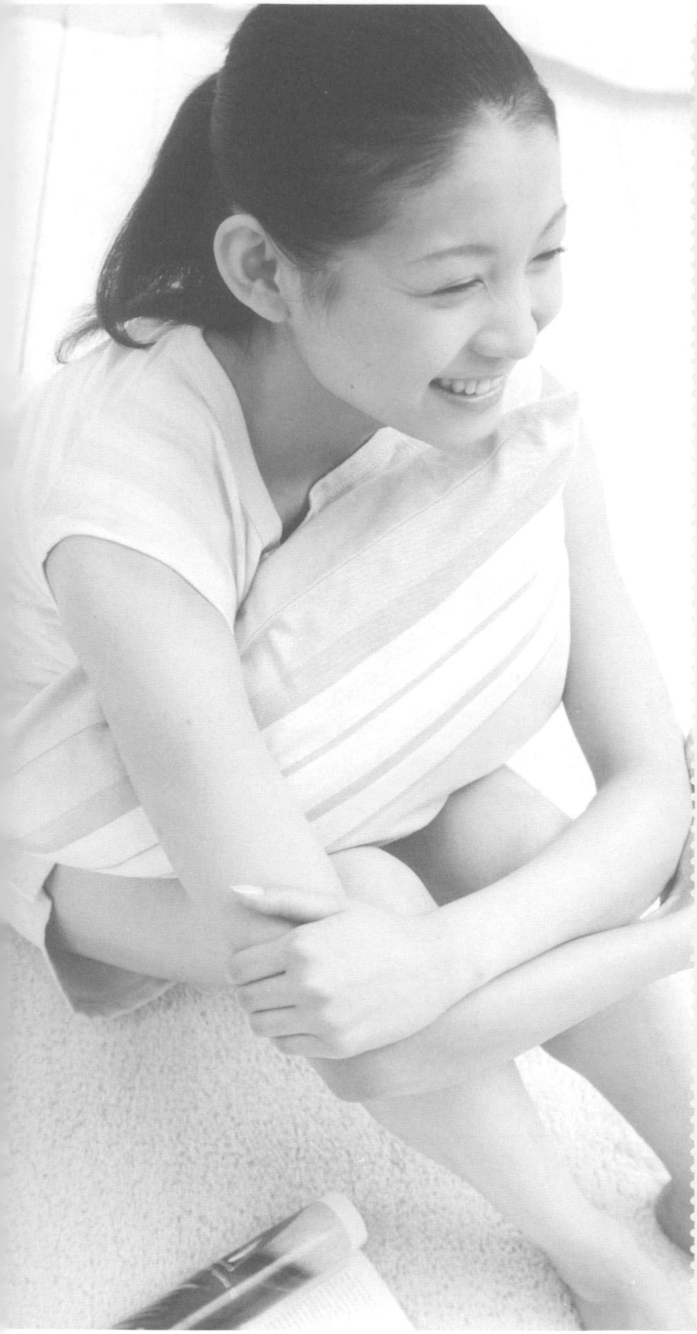

養生小祕方

情緒影響身體健康

荷蘭的醫學家曾經做過一個相關的實驗，參與實驗的學生被要求分別使用寬容和不寬容的態度來面對自己曾經受過的不公平待遇，結果顯示，在使用寬容的態度時，他們的心跳和血壓都處於正常的範圍；而使用不寬容的態度時，心跳較快，血壓也急速升高。

由此可見，若是心胸狹窄、長期處於憤怒等負面情緒的支配下，就會對身體健康造成影響。

05 人願長壽安，要減夜來餐

諺語解讀

諺語提到了「晚飯要吃少」這個養生觀念。晚餐是很多人一天之中最重要的一餐，結束了一天的工作和生活之後，回家飽餐一頓可謂是美事一樁，但對於健康來說，過飽的晚餐就不是美事了。

在佛家有過午不食的傳統，在佛陀為出家比丘制定的戒律中，從午後開始到第二天黎明之前都不可進食，也就是佛家律部中所說的「不非時食」。佛家認為，過午不食的好處極多，其中一條就是可使腸胃休息，身心輕安。由此可見，晚飯吃少的理論自古就已廣為流傳。那麼它到底有哪些科學依據呢？

科學原理

晚餐是一天之中的最後一餐，數小時之後人們就會進入睡眠，睡眠中身體的新陳代謝會減慢，身體的各個器官也開始休息，同時進行維護和排毒，例如人體最大的排毒器官肝臟，它的主要工作時間就在晚餐後的幾小時開始。如果晚餐時吃下了過多的食物，那麼消化和吸收這些食物將會耗費人體大量的能量，進而影響器官在夜間的維護和排毒過程。同時，若是晚餐時進食過多，那麼腸胃系統可能無法在人體進入睡眠之前將其完全消化和吸收，因此在睡眠之後工作了一天的腸胃系統還將繼續「加班」，必然影響了腸胃系統的維護和排毒，因此容易誘發各種腸胃疾病。此外，晚餐吃得過多，還會使膽固醇升高，刺激胰島素過度分泌，誘發動脈硬化、糖尿病等疾病。

應用竅門

健康的晚餐應當遵循以下幾條原則：

晚餐宜早食

晚餐適宜在晚上六點左右進食，若過晚可能會影響消化吸收。此外，晚餐後四小時左右是人體的排鈣高峰，若過晚可能會導致鈣沉積，易形成結石。

晚餐宜清淡、吃七分飽

晚餐時不宜進食高脂、高糖的食物，否則可能會誘發高血壓等症，宜清淡而營養。晚餐宜吃七分飽，肚子不餓時就當停止進食，避免用餐過量。

養生小祕方

晚餐少食以養生

國外有「早餐吃得像皇帝，午餐吃得像王子，晚餐吃得像窮人」的說法，這就是強調晚餐少食以養生的理論。

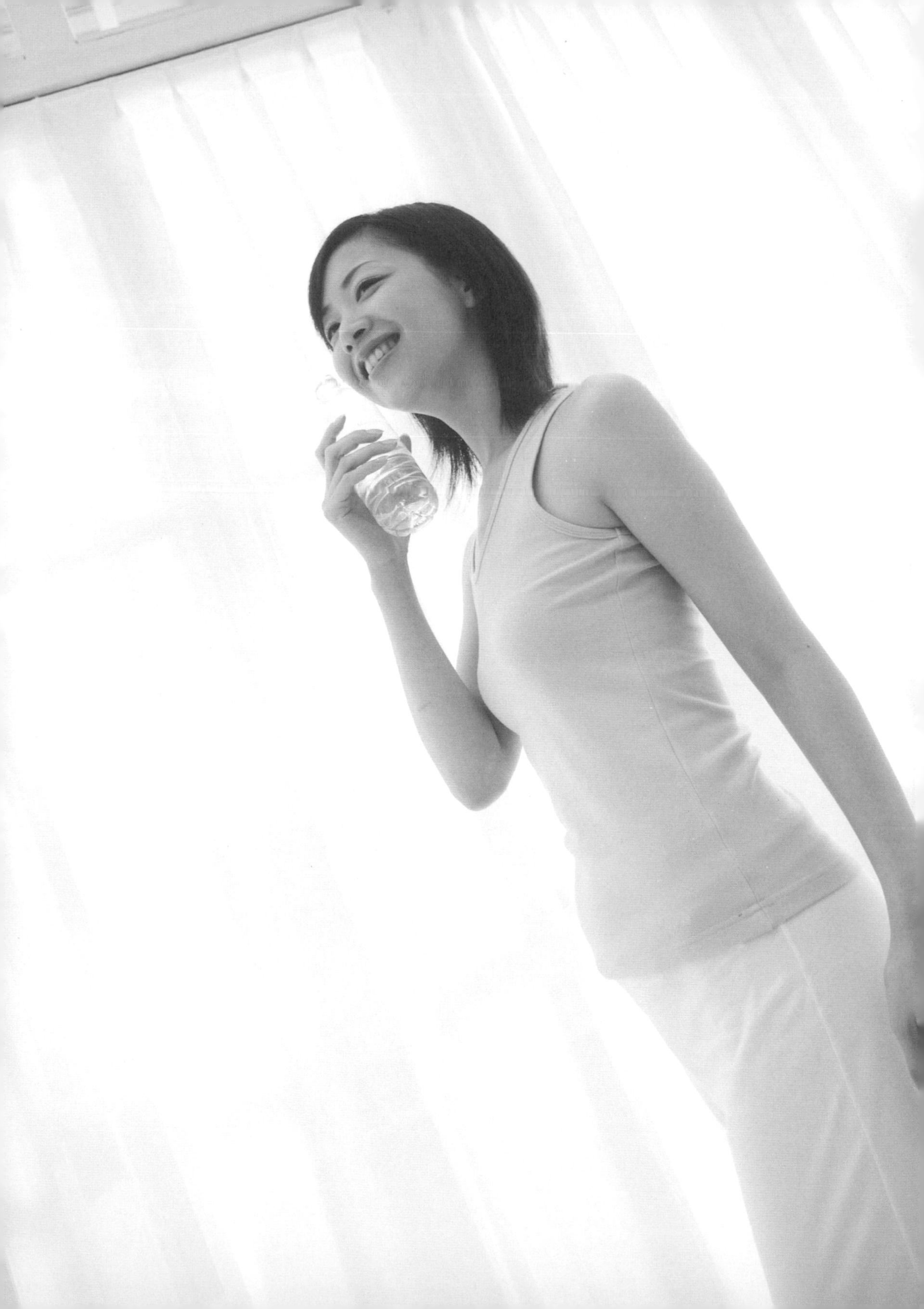

06 每天溜個早，保健又防老

諺語解讀

諺語指出了晨起運動在養生中的重要性。俗話說「一年之計在於春，一日之計在於晨」，自古人們就對晨起運動養生十分推崇。

相傳東晉時期的將領祖逖為了強身健體以報效祖國，總是在雞鳴時起床練武，經過刻苦的鍛鍊之後終於練就了一身好本領，成為一代名將，這也是「聞雞起舞」的由來。除了祖逖之外，很多名人也都是晨起運動的愛好者，例如晚清重臣曾國藩就熱中於每日早起運動，不僅提出了「早起為養生第一祕訣」的觀點，還將早起立為家訓；而韓國總統李明博也曾在接受採訪時說，自己保持身體健康的祕訣就是每日四點半起床運動。

科學原理

晨起運動具有以下幾個優點：

晨起運動有助於呼吸系統健康

人體的內分泌系統在夜間進入休養生息的狀態，清內分泌系統重新開始運作，一些荷爾蒙如雄性荷爾蒙的分泌也在清晨六、七點左右達到巔峰，此時晨起運動有助於促進荷爾蒙分泌，維持內分泌系統的健康。

晨起運動可調節內分泌

清晨空氣較為清新，此時運動可吸入更多新鮮氧氣，促進呼吸系統新陳代謝，提高呼吸系統供氧能力，活化呼吸系統。曾有研究證明，經常晨起運動的人呼吸系統老化較慢。

晨起運動可維持骨骼活力

經常晨起運動可改善肌肉組織狀況，提高骨骼韌性，刺激骨細胞新陳代謝，有助於維持骨骼活力，預防骨骼衰老。

晨起運動可活化大腦

晨起運動除了有助於身體健康之外，也有助於神經系統的健康。經過一夜的休息之後神經系統重新恢復活力，此時運動可有效的刺激神經系統，使大腦在最短的時間內清醒。

應用竅門

做個熱愛晨起運動的「晨型人」是長壽方、養生之道，但做「晨型人」還要注意以下事項：

★**晨起運動時間：**運動時間不宜過早，尤其是在冬季，氣候寒冷，若過早起床運動會導致血管收縮，影響心血管健康。通常來說，晨起運動的時間應順應天時，以天亮為準，而老人在天氣寒冷時可適當延後時間，運動時間以二十至三十分鐘為宜。

★**運動強度：**強度不宜過大，應以較為舒緩的活動，如慢跑、散步等為主，這是由於清晨身體各個部位剛從睡夢中醒來，還未完全蘇醒，若是猛烈運動可能傷及身體。

養生小祕方

早起活動對於健康有益

中醫學認為，黎明時分自然界中陽氣開始上升，陰氣開始下降，此時早起活動是順應天時的做法，對於健康大有裨益。

07 動則不衰，樂則長壽

諺語解讀

諺語提到了「動」與「樂」這兩個養生關鍵，對於很多年長者來說，一旦步入中老年，因為生活樂趣的減少，就難免心情抑鬱，感覺萬事無趣，連運動也變得索然無味起來，覺得自己身體狀況日下，怕過度的運動會傷身，因此天天大門不出、二門不邁，變成了城市裡的「新宅一族」。

事實上，運動與快樂不是年輕人的專利，很多長壽的老人一生都愛運動、喜好快樂生活，正如英國的諺語所說——「沒有一個長壽者是懶漢」，運動與快樂的心情可有效抵抗衰老。那麼對於老年人來說，運動與快樂具有哪些好處？哪些運動與快樂的方式適合自己？在運動與尋找快樂的過程中，又要注意哪些注意事項呢？

科學原理

「動」對於身體的好處在之前已有所闡述，而「樂」對於養生的好處也是顯而易見的。現代醫學研究發現，過度的心理壓力、嚴重的精神抑鬱會造成精神上的疲勞，使身體免疫功能下降，罹病機率增加。值得注意的是，許多疾病往往是因為一些無關緊要、但長期持續的情緒波動而造成的破壞性結果。

對於骨骼不健康、有腰腿疼痛和關節炎等症狀的中老年人來說，應當選擇強度較小、較為舒緩的運動，如散步、慢跑、深呼吸等；對於神經系統衰老較快，平時有頭暈、頭痛、失眠、抑鬱、精神不振症狀的老人來說，宜選擇戶外運動及交互型運動，如踏青、登山、打乒乓球等；對於體形較胖、心血管疾病的老人來說，宜選擇動作緩慢、運動量不大、有節奏的運動，如游泳、太極、散步、退步走等；對於腸胃較弱的老人來說，宜選擇可活動腰腹部的運動、跳舞等，以間接按摩胃腸部，提高消化能力；對於患有呼吸系統疾病的老人來說，宜選擇較為舒緩的有氧運動，如伸展操、太極拳等。

應用竅門

跨入中老年的年長者在調節情緒、選擇運動時，不僅要選對適合自己的運動與娛樂方式，還要注意以下事項：

★**保持平穩的情緒：**不可大喜、大悲，因為此類情緒是最傷身體的。

★**掌握運動的強度：**每次運動時間根據自身健康狀況調整，不宜一次運動過久。

★**避免從事負重運動：**如舉重等，以免影響骨骼健康。

★**避免從事快速的運動訓練和力量型訓練：**如短跑等。

★**運動前要注意熱身，避免拉傷：**運動後要注意做好保暖措施。

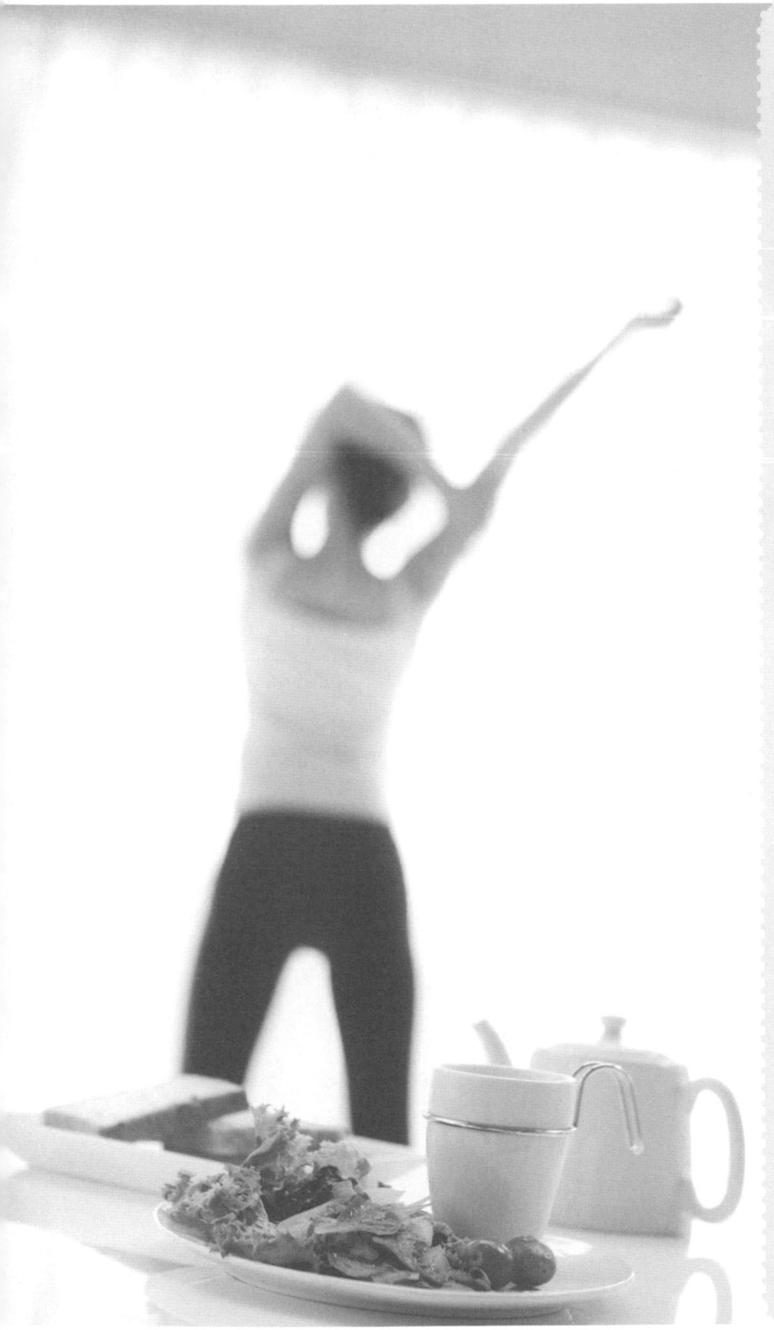

養生小祕方

根據自己的身體狀況選擇合適的娛樂與運動方式

對於中老年人來說，由於身體機能退化，很多慢性病也隨之而來，患病機率原本就比年輕人高，因此要根據自己的身體狀況選擇合適的娛樂與運動方式，才能夠達到「動則不衰，樂則長壽」的效果。

08 老人多搖扇，筋骨更舒展

諺語解讀

在很多人的心目中，鶴髮童顏的老人坐在椅子上不快不慢的搖著手中的扇子是長壽老人的一個典型形象。諺語中提到了扇子除了散熱的日常用途之外，另一種特殊的用途是舒展筋骨。

在歷史上很多名人的形象都與扇子息息相關，例如三國中的諸葛亮總是不離手的羽毛扇就是一個典型。事實上，對於老人來說，搖扇子不僅僅是日常生活中的一個小習慣，更是一項簡便的養生動作。

科學原理

扇子是最常見的取涼用具之一，幾千年來，它一直伴隨著人們的夏季生活，即使在空調、電風扇盛行的如今，也時常可在夏天裡看見它們的身影。最新的研究顯示，扇子這個夏季的好夥伴還是一個良好的養生道具：

首先，在搖扇子時，手臂和肩膀需要不斷的活動，因此十分有助於這些部位的氣血運行，有利於肩關節的健康，對於預防五十肩等肩部疾病有良好的功效。

其次，人在搖扇子時為了全身降溫，就會不自覺的輕輕活動全身，時而挺直腰桿，時而左右晃動大腦，這就活動到全身的關節和肌肉，而對於運動能力較弱的老人來說，搖扇子可刺激血液循環，維護健康。

此外，扇子所帶來的涼風較為舒緩，對於老人來說十分適宜，可避免因過度吹冷氣所造成的「空調病」。

應用竅門

扇子人人會搖，但要搖出健康就需要注意以下的情況：

左右手都要搖

搖扇子時，要刻意的交替雙手，避免單手長時間搖扇子，以免造成半邊疲勞。而且，以左手搖扇子不僅能活動到平時較少活動到的左手臂，還能夠刺激右腦，有助於心血管健康。

速度不宜過快

搖扇子的速度不宜過快，一般以身體能夠感受的微微的涼風為宜，若是速度過快，有可能反而會造成肩部及手腕部的疲勞損傷。

用手臂搖扇子

在搖扇子時要特別注意避免單純活動手腕，應盡量使用手臂的力量來帶動扇子，這樣才能夠活動到肩部等部位，預防肩部疾病。

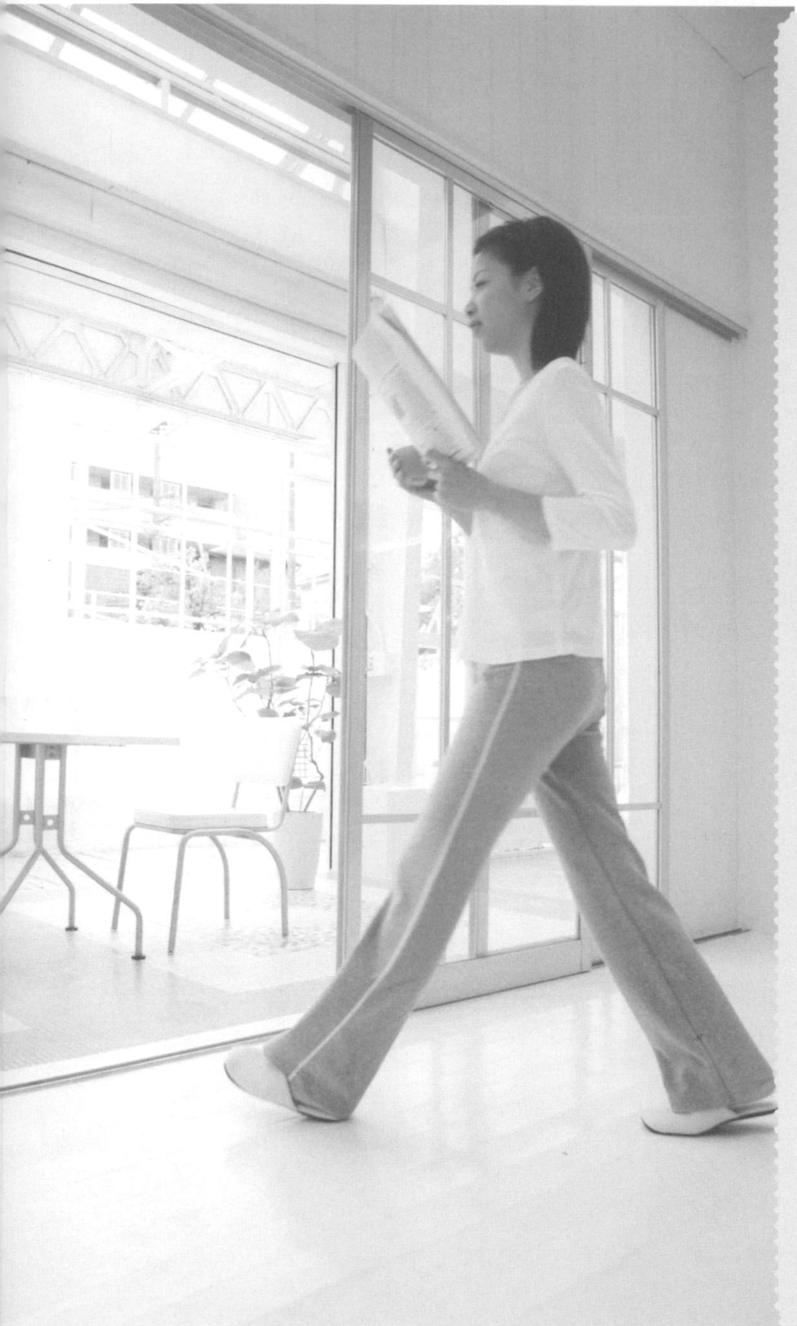

養生小祕方

扇子的緣由

扇子最早起源於遠古時期，當時的人在野外狩獵之時，會隨手摘取植物的葉片或動物的羽毛作為遮陽扇風之物。在源遠流長的歷史長河中，扇子不斷的進化和發展，逐漸形成了獨樹一幟的「扇文化」，成為文人墨客們的心愛之物。

09 精神空虛催人老，生活多采壽緣高

諺語解讀

這句諺語意思為：若生活空虛、精神無所依靠的話，人往往會加快衰老，而豐富多采的生活卻往往能夠令人增壽。此諺語所強調的，其實是傳統養生學中的「娛樂養生」。所謂的娛樂養生，其實是透過多樣化、活潑的活動，使枯燥的生活變得輕鬆愉快，在高雅的情趣與快樂、美好的生活氣氛中，達到怡養心神、舒暢情緒、增加個人智慧、鍛鍊身體、增強體質的效果。與此同時，多樣的娛樂生活，還具有活動筋骨、暢通氣血的作用。

現代娛樂形式種類繁多，旅遊觀光、培育花木鳥魚、練習琴棋書畫、欣賞藝術皆屬於娛樂活動。選擇多樣化、動靜結合、剛柔相濟的娛樂活動來豐富自己的生活，使生活多采多姿，既可調養心神，又能夠鍛鍊身體，具有兼養形神的功效。

科學原理

現代心理學指出，空虛是一種會嚴重危害心理健康的心理疾病。當一個人無所寄託、沒有理想、精神世界一片空白時，這種極度的精神空虛會造成心境上的消極，導致疾病叢生。

從中醫學上來說，多采的生活是一種積極的養生之道，不僅可令人的心情舒暢，增加生活的

樂趣，更能夠消除愁悶，消除或減輕不良情緒。在傳統中醫養生論中，娛樂養生是多采中生活很重要的一部分，這在歷代的醫學發展中有明顯的痕跡。《漢書》中曾提到，在漢元帝身為太子時「體不安，健忘不樂」，而透過閱讀古今奇聞軼事與吹蕭，結果身體之疾因而痊癒。在《歐陽文忠公全集》中也有記載：「昨因患兩手中指拘攣，醫者言為數運動以導其氣滯者，為之彈琴可為。」歐陽修由於氣滯而導致兩手中指痙攣，透過彈琴練習，手指疾病得以痊癒。這些真實發生過的事例都證明娛樂對於人體養生的重要性。

應用方法

根據自己的條件選擇娛樂方式

讓一個根本不懂音律的人彈奏鋼琴來豐富生活，不僅對養生無益，反而會徒增煩惱。年齡不同、職業不同、生活環境不同，勢必會使個人的文化修養、氣質與個性都有所不同。只有根據自己的條件，選擇恰當的娛樂形式，才能夠獲得最佳的養生效果。

保持快樂的心情

琴棋書畫、旅遊觀光等娛樂方式，目的是調養身心，若是在這過程中只顧與人爭強，或不考慮自己的現實條件，從事一些力不從心的活動，不僅無法產生良好的養生作用，反而會傷神、傷心、傷身。只有能享受娛樂本身，讓自己保持快樂的心情，才能在娛樂中獲得滋養。

適度娛樂

娛樂養生也有其限度，過度沉迷，甚至「樂不思蜀」，都是「逆於生樂」、對身心不利、背離養生之道的行為，對身體非但無益，而且還有害處。因此，我們應堅持「不耽誤正常工作與生活」的原則，適當的娛樂。

養生小祕方

適當的娛樂改善生活

人們生活節奏日益增快，過度繁忙的工作往往使生活單調無比，這也是現代心理疾病與身體疾病經常發生的一個重要原因。而適當的娛樂不僅能夠改善生理機能，更能夠增加生活情趣，產生藥物治療無法達到的良好效果。

10 要長壽，讀書花月隨前後

諺語解讀

這句諺語提到了讀書與健康之間的關係。古語曰：「書中自有黃金屋，書中自有千種粟，書中自有顏如玉。」從養生的角度來說也可說：「書中自有長壽經。」

科學原理

俗話說：「開卷有益」，經常閱讀不但能夠為我們補充知識，還有益健康。它對於健康的正面作用主要如下：

讀書可健腦

醫學研究顯示，人體的衰老總是從大腦開始，要想保持健康和年輕，就必須維持大腦的清醒和健康，閱讀正是全面訓練大腦的一種方法。正如俗話所說：「腦越用越靈」，持續閱讀可延緩大腦衰老，活化腦細胞，預防記憶力減退、健忘及老年癡呆等大腦疾病。

讀書可調心情

閱讀具有調節情緒的功能，透過閱讀，人們會讀到山高水長，讀到世事變幻，大量的閱讀能夠充實人的心靈，使其變得更加成熟，學會樂觀、寬容、熱情、自信、勇氣……而這些正面情緒又能調節內分泌平衡，對健康具有正面的作用。

讀書使人保持年輕

不斷的閱讀可使人瞭解新鮮事物，不論知識上或心態上都跟隨時代的發展，與年輕一代擁有更多的共同語言，不但有助於維持家庭關係，還會使人有年輕不老的感覺，降低自己的心理年齡。

應用竅門

讀什麼？

對於老年人來說，可選擇自己感興趣的報刊雜誌及書籍等來閱讀，如主題輕鬆愉快的幽默小說、生活類書籍等，也可選擇自己感興趣的新聞類刊物。

怎麼讀？

對於老年人來說，每次閱讀時間不宜過長，否則容易造成大腦和眼睛的疲勞，反而影響健康。閱讀時可採取「走馬看花」的泛讀和精讀相結合的方法，對於自己感興趣的內容仔細閱讀，對於其他內容大致瀏覽，以免耗費過多精力。

養生小祕方

閱讀永保青春

宋朝著名的詩人陸游壽至八十五歲，以當時的平均壽命來說可說是不折不扣的人瑞，他保持健康的祕訣之一就是熱愛讀書，正如他在自己的詩句中所說：「讀書有味身忘老，病需書卷作良醫。」正是不斷的閱讀使得他心靈永保青春，進而長壽與健康。

11 活到老，學到老，腦子靈，精神好

諺語解讀

這句諺語所講的是傳統養生學中的一個古老觀點——「智者壽」。在養生著作《老老恆言》中有語：「學不因老而廢。」用今天的話來說，就是「活到老，學到老」，學習會促進腦部血液循環，提升思維能力與精神。

其實，「學習有益養生」在歷史上實例很多：孔子在五十歲時撰寫《易》，《論語・述而》中有詳細描述：「發憤忘食，樂以忘憂，不知老之將至。」春秋戰國時期，人的平均壽命在三十歲以下，但孔子卻壽高七十二，是普通人壽命的兩倍多。藥王孫思邈於七十高齡依然認真鑽研醫學，終於寫成《千金要方》，白歲時編寫完成醫學巨著《千金翼方》。像他們這樣，年高、好學、卓有成就者不勝枚舉，而這些「活到老，學到老」的人也向世人證明了學習養生的可行性與可靠性。

科學原理

其實，本句諺語所呈現的是「常用腦可減緩衰老」的醫學事實。這種事實孔子早已有結論：「智者壽。」道出勤奮、持續學習與健康長壽之間的因果關係，這本身就是一個極具深意的養生命題。在《周易》中也有此道理「生生為之易」，腦子用進廢退。在現代科學文獻也多有提到：腦部

的發育與壽命的長短成正比，哺乳動物中，人腦最為發達，壽命也最長，因為勤用腦不僅會使思維變得更加靈活，更能夠延緩全身衰老。

應用方法

多讀書

讀書是學習的有效途徑，「書者，舒也。」讀書能夠調節個人情緒，更能活躍思維。與書交友，進入書中的角色，可達到調節情緒、獲得快樂的境界，在閱讀的過程中舒展心情，對個人身心健康自然好處多多。

擴展眼界

不管是何種學習，若是一味地專注於一種方法或書籍，都有其局限性。在學習過程中，「博取眾家之長」，不僅能夠獲得「補己之短」的效果，更能夠拓展自己的視野。不斷地接觸更多的知識，是增進學習興趣、提高腦部思維靈活度的另一有效方法。

養成習慣

若你目前並沒有學習的習慣，那麼，不如從最簡單的方法入手，每天針對自己的興趣，閱讀半小時的書、學習半小時的英語，讓自己慢慢地養成學習的習慣，之後再逐漸地增加學習內容。這樣，就能發展你的興趣，增進你的知識與思維能力。

養生小祕方

長期不使用大腦會加速老化

美國派普丁大學與塢典的優密歐大學的研究結果顯示：從三十、四十歲開始，大腦會隨著年齡不斷地老化，但若依然維持正常的心智活動，就能夠使大腦保持健康與靈活的思維。這是因為，不斷的外界刺激刺激了腦細胞，加速腦細胞的更新與生長，及腦內微血管的血液循環。但年長者若長期不使用大腦，則大腦會加速老化，並有可能導致「老人癡呆症」的出現。

12 難得糊塗方得壽

諺語解讀

清代政客鄭板橋在鬱鬱不得志時，寫下「難得糊塗」四字，如今這四字已成為傳統養生學中的一部分。長期使用這種養生方法，不僅能夠讓自己處世愉快，更能減少生氣與煩惱，增進壽命。「糊塗」養生表面上看似退讓之計，事實上卻是一種人生大智慧，更是「大智若愚」的具體表現，能夠做到「難得糊塗」的人，不僅不貪名利，更能保有自得其樂的生活方式。這種「糊塗」使他們的身體免於受到因為心理不平衡、事情不順利等因素而帶來的負面情緒所傷害，做到正確的情緒養生，更能使他們理智地駕馭自己的情感，進而更積極地面對人生。

科學原理

「難得糊塗」是個人智慧與適應社會的可取之法，同時也是一種保健良方。現代醫學研究證明，競爭壓力的不斷增大、生活節奏的日益快速，使人更常處於憂愁與煩惱之中，而這兩種情緒最容易引起人體的「壓力反應」，不僅會加快身體衰老，而且容易引發心臟病、高血壓、神經衰弱等疾病，甚至有可能引發可怕的癌症。

現代心理學也認為，一旦心裡充滿被煩惱、憤慨與壓抑情緒，體內的氣流便會亂沖，這種紊亂的氣流會導致個人情緒進一步崩潰。若是找不到合適的宣洩方式，只知一味「生悶氣」，便會導致不良情緒「積重難返」。

自古以來，「糊塗」便是情緒養生、心理保健的極佳選擇。中醫認為：「智者之養生，必須四時樂而適寒暑，和喜怒而安居之，節陰陽而調剛柔。」人生不可能事事如意、時時順心，在經歷了打擊或挫折、受了委屈、遭遇了失敗之時，若是想不開，便會使氣血鬱結，久而久之，便很容易引發疾病。此時，若是可採用理性的「糊塗」退讓，對於細小的問題不計較，對一些非原則性的問題輕鬆看待，便能夠鬆弛緊繃的神經，消除心理與生理上的疲憊與痛苦，更能讓自己免於生病。

應用方法

在現實生活中，想要讓自己真正做到「糊塗」並不是一件易事，但你可嘗試著從以下幾個方面入手：

試著學會大度

俗話說得好：「宰相肚裡好撐船。」若你能夠有容人之量，在他人犯錯而不小心冒犯到你時，得讓人處且讓人，便能夠使衝突消弭於無形。

嘗試著更理智一些

生氣是拿別人的錯誤來懲罰自己，當你遇事沉不住氣、想要發火時，你可反覆提醒自己：「何必跟自己過不去？」、「再想想，貿然的行動對自己有什麼好處？」這樣理性的語言可克制衝動。

讓自己學會苦中作樂

若你的生活一直較為單調，或是不順心的事較多，你應嘗試著去為自己找一些快樂，比如，參加一些自己喜愛又力所能及的娛樂活動，使自己的生活變得精采。當你過得更加充實時，你的精神便會積極向上，你的情緒也會更加愉快，你也會更加豁達。

學會走出逆境

沒有誰的人生是永遠一帆風順的，我們應培養戰勝困難與挫折的信心與決心，正確地面對失敗與挫折。在逆境中，不斷讓自己想像事情好的一面，使自己保持平衡的心態，以微笑的姿態來面對人生。

養生小祕方

難得糊塗，化煩惱為快樂

「難得糊塗」是指，一個人對枝微末節的問題不必計較，對於不宜回答的問題巧妙地回避，對於那些可能危害到自身的詢問假裝不知，以理智的「糊塗」來化解生活有可能出現的矛盾與衝突，這樣不僅能夠消除心理壓力，同時更有可能化煩惱為快樂。

13 養生必先養德，大德必得其壽

諺語解讀

該句諺語的意思為：想要養生，便必須先養德，擁有大德行者，必然長壽。只重養生卻不在乎德行者，養生之願是無法達成的。春秋時期，孔子便提出了「仁者壽」、「有大德必得其壽」的觀點；而《道德經》中也有「德是壽之本」、「壽源於德」之說，此二語與孔子所主張的「仁者壽」一脈同源。

有關「大德必得其壽」的論述，在中國古代著作中還有很多，如《左傳》有語：「有德則樂，樂則能久。」名醫孫思邈則言：「養生之道，重在養神；養神之要，重在養德。德行不全，縱服玉液金丹，未能延壽。」而《先後天論》中更是直言：「唯樂可以養生，欲樂者莫如為善」，簡要地說明了為善與養生之間的關係。

科學原理

「養生先養德」之醫理在中醫中多有闡述：中醫認為，德高者不僅氣血均和、陰陽平衡，而且五臟淳厚，因此可得長壽。養生家莊子認為，有德行的人「平易恬，則憂患不能入，邪氣不能襲。」管子則言：「人能正靜，皮膚裕寬，耳目聰明，筋信而骨強。」反之，德劣者卻往往疾病頻發、生命短暫。巴西有學者在進行了長達三十年的研究之後證實，那些在德行上有虧損者，如犯有貪污賄罪行者，罹患心血管疾病的機率遠遠高於普通人。

不道德的行為與思想雖不是細菌與病毒，但卻會透過內分泌系統與大腦皮層發生作用，使中樞神經傳導受到阻礙、器官功能失調。從社會學的角度來說它是一種精神上的「病毒」也未嘗不可。

現代醫學家指出，那些生活坦蕩、內心誠實無欺的人，自身的免疫系統功能往往會保持在最佳狀態，更能使各種疾病難以侵入。而一個處處自私、時時為惡的人，往往會因為內心負擔過重，而導致多慮、多疑，在不安的心境下，人體會產生一種荷爾蒙，這種荷爾蒙會使血壓上升、心跳加速、腎上腺分泌增強，久而久之，便會導致身體的代謝與神經調節功能紊亂，傷及五臟六腑。

也有學者證實，做好事時，體內會分泌出乙醯膽鹼與正向激素，這種激素會使人感覺到溫暖與快樂，同時，大腦會分泌出鎮靜劑，使人精神舒展與平靜，心血管、內分泌與神經系統的功能也會處於最佳水準，因此各類疾病的發病率都會大大降低，對身心保健極為有利。

應用方法

「養德」聽起來是一個極大的命題，想要完成這個人生大命題，需要從生活小方面入手：

保持心地善良

一個人只要能夠保持心地善良，遠離虛偽、自私與狡詐，便可胸襟開闊，久而久之，便會逐漸地養成寶貴的美德。

樂於助人

樂於助人是最真誠的美德之一。每一個人都有遇到困難的時候，當你發現身邊的人、擦肩而過的陌生人需要幫助，而自己又剛好有能力時，不妨對他們伸出援手，如此一來，自己德行增長，他人困難也可解決，何樂而不為？

提升自己的同理心

一個人沒有同理心的人是感受不到他人的痛苦與悲傷的，只有學會站在他人的角度去思考問題，你才能夠瞭解他人所面臨的艱辛與困惑，去嘗試理解他人，才有能正確地幫助他人。

養生小祕方

「德」與「生」間的關係

一個人的健康與長壽，從表面上看是養生的結果，但事實上，它與精神層面上的修養是密不可分的。一個總是患得患失、爭名逐利、內心陰暗的人，就算是保養有道、養尊處優，也往往無法長壽。而那些常常內省、性情良善、內心單純之人，往往少招疾患。這種「德」與「生」間的關係，其實有著深刻的醫學道理在其中。

國家圖書館出版品預行編目資料

健康活到老！老祖宗的長壽養生經 / 張妍、劉麗娜 著.
-- 初版.-- 新北市：養沛文化館, 2013.01
面； 公分. -- (SMART LIVING養身健康觀；61)
ISBN 978-986-6247-62-0(平裝)
1.健康法 2.諺語

411.1 101026853

【SMART LIVING養身健康觀】61
健康活到老！老祖宗的長壽養生經

作　　者／張　妍・劉麗娜
發 行 人／詹慶和
總 編 輯／蔡麗玲
執行編輯／林昱彤
編　　輯／蔡毓玲・詹凱雲・劉蕙寧・李盈儀・黃璟安
執行美編／陳麗娜
美術編輯／徐碧霞・周盈汝
出 版 者／養沛文化館
發 行 者／雅書堂文化事業有限公司
郵政劃撥帳號／18225950
戶　　名／雅書堂文化事業有限公司
地　　址／新北市板橋區板新路206號3樓
電子信箱／elegant.books@msa.hinet.net
電　　話／(02) 8952-4078
傳　　真／(02) 8952-4084

2013年01月初版一刷　定價250元

總經銷／朝日文化事業有限公司
進退貨地址／235新北市中和區橋安街15巷1號7樓
電話／（02）2249-7714
傳真／（02）2249-8715
星馬地區總代理：諾文文化事業私人有限公司
新加坡／Novum Organum Publishing House (Pte) Ltd.
20 Old Toh Tuck Road, Singapore 597655.
TEL：65-6462-6141　FAX：65-6469-4043
馬來西亞／Novum Organum Publishing House (M) Sdn. Bhd.
No. 8, Jalan 7/118B, Desa Tun Razak, 56000 Kuala Lumpur, Malaysia
TEL：603-9179-6333　FAX：603-9179-6060

版權所有 ・ 翻印必究（未經同意，不得將本書之全部或部分內容使用刊載）
本書如有缺頁，請寄回本公司更換

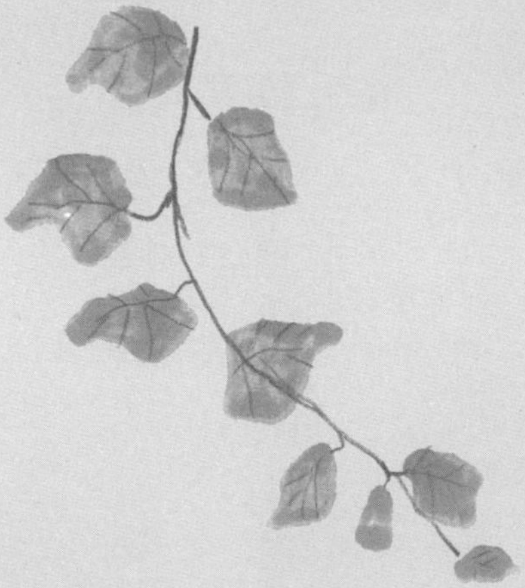

養生諺語是
中華民族悠久的歷史中
一顆璀璨的明珠

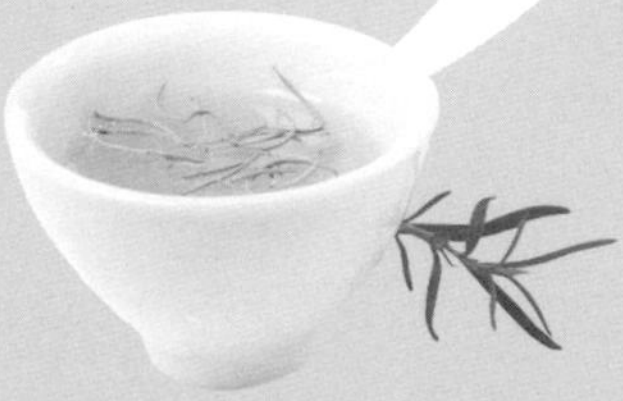